Drogen Misch Konsum

safer-use-info

Das Wichtigste in Kürze zu den gängigsten Partydrogen

Genussoptimierung

Wirkungen und Wechselwirkungen

Gefahrenpotenziale

Risikomanagement

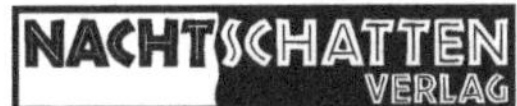

Impressum

Verlegt durch:

Nachtschatten Verlag AG
Kronengasse 11
CH - 4500 Solothurn
Tel: +41 (0)32 621 89 49
Fax: +41 (0)32 621 89 47
E-Mail: info@nachtschatten.ch
www.nachtschatten.ch

Lektorat: Nina Seiler, Zürich
Editorialdesign: feinkost Designnetzwerk, Constantin Mawrodiew
(in Anlehnung an die erste Auflage von Trigger.ch)
Druck: ScandinavianBook, Denmark

2003 Erstausgabe
2012 Überarbeitete und stark erweiterte Neuauflage
2014 Überarbeitete und aktualisierte Neuauflage
2019 Überarbeitete und aktualisierte Neuauflage

ISBN 978-3-03788-119-4

Warnung:
Jeder, der (legale oder illegalisierte) Drogen konsumiert, ist selbst für sein Handeln verantwortlich. Der Autor und der Verlag können keinerlei Haftung für eventuelle Folgeschäden, die durch Drogenkonsum entstanden sind, übernehmen.

Weder wird beabsichtigt, jemanden zum Drogenkonsum aufzufordern, noch dessen Konsum zu verherrlichen. Da die Prohibition aber mehr Schaden verursacht, als sie vorgibt zu verhindern, ist *Harmreduction* (Schadensminderung), in Form des vorliegenden Buches, von großer Wichtigkeit.

Und nicht vergessen: Erwerb und Besitz zahlreicher Drogen sind derzeit noch strafbar. In der Schweiz, im Gegensatz zu Deutschland, ist derzeit auch der Konsum zahlreicher Drogen noch strafbar.

Die in diesem Buch enthaltenen Informationen wurden mit größter Sorgfalt und nach bestem Wissen und Gewissen recherchiert, geprüft und aufbereitet, dennoch sind Irrtümer oder Interpretationsfehler möglich. Einige Inhalte dieses Buches entsprechen aufgrund der raschen wissenschaftlichen Entwicklungen möglicherweise nicht mehr in vollem Umfang dem heutigen Wissensstand.

Inhalt

Drogen

Viele nutzen Drogen zum geselligen Spaß, zur Abwechslung beim Ausgehen oder zur Luststeigerung beim Sex. Dennoch kann niemand eine gute Stimmung, ein super Tanzgefühl oder eine geile Party durch Drogen erzwingen. Trotzdem gibt es immer wieder Situationen, die zu der trügerischen Annahme verleiten, jemand könnte schlechte Stimmungen durch mehr Drogenkonsum wegmanipulieren. Anscheinend haben zu viele immer noch nicht gelernt, mit solchen Situationen umzugehen.

Ecstasy, Speed, Crystal, Thaipillen, Kokain, LSD, Zauberpilze, GHB, Gras und Haschisch gehören heute – neben Alkohol, Kaffee, Cola und Tabak – zu den meistgebrauchten Partydrogen. Jede dieser Drogen löst ganz eigentümliche Reize aus, bewirkt ganz spezielle Wahrnehmungsmuster, birgt ganz besondere Gefahrenpotenziale in sich und kann ganz bestimmte Nebenwirkungen hervorrufen.

Dieses Buch vermittelt objektive Erkenntnisse über die Wirkungsweisen und Nebenwirkungen verschiedener Drogen sowie ein fundiertes Fachwissen hinsichtlich der Gefahrenpotenziale bestimmter Dosierungen, Mixturen und Konsummuster. Die Art der Information ermöglicht all jenen Menschen, die gerne Drogen konsumieren, das Gefahrenpotenzial, dem sie sich aussetzen, objektiv einzuschätzen. Diese objektiven Erkenntnisse begünstigen wiederum die subjektive Risikoeinschätzung und somit ein realistisches, verantwortungsvolles und kompetentes Risikomanagement.

Das hier vermittelte Wissen soll zu einer vertieften Reflexion des eigenen Drogenkonsums anregen, einen Beitrag zum Erwerb eigenverantwortlicher Handlungskompetenz auf Basis autonom kontrollierter Entscheidungen leisten sowie die Entwicklung von Drogenmündigkeit fördern. Dabei ist es wichtig, sich immer wieder zu vergegenwärtigen, dass Drogenmündigkeit nicht nur die Kompetenz umfasst, Set und Setting richtig einschätzen und wählen zu können, die Drogen richtig dosieren und risikobewusst kombinieren zu können, sondern auch die Willenskraft zu haben, je nach Einschätzung des Risikofaktors, auch „Nein“ sagen und auf den Konsum verzichten zu können.

Jeder, der (legale oder illegalisierte) Drogen konsumiert, ist selbst für sein Handeln verantwortlich. Der Autor und der Verlag können keinerlei Haftung für eventuelle Folgeschäden, die durch Drogenkonsum entstanden sind, übernehmen.

Und nicht vergessen: Erwerb und Besitz zahlreicher Drogen sind derzeit noch strafbar. In der Schweiz, im Gegensatz zu Deutschland, ist derzeit auch der Konsum zahlreicher Drogen noch strafbar!

Berlin, im Mai 2003
der Autor

Neue Drogen – neue Klassifikation

Seit dem Erscheinen der ersten Auflage dieses Buches im Jahr 2003 sind einige Substanzen neu im Sortiment der Lieferanten aufgetaucht. Besonders die Cathinon-Derivate Methylon, Butylon und Mephedron sind bei den Konsumenten psychotrop wirkender Stoffe begehrt und beliebt. Methylon und Butylon entfalten nach ihrer Einnahme Wirkungsprofile, die sowohl den Ansprüchen der Ärzte, die im Bereich der psycholytischen Therapie tätig sind, genügen, wie auch den Ansprüchen jener Menschen, die diese Substanzen aus hedonistischen Gründen als Freizeit- respektive als Partydroge nutzen. Und die Substanz Mephedron ist in den Jahren 2007 bis 2009 vor allem im Vereinigten Königreich (UK) zu einer der begehrtesten Modedrogen geworden und wird weltweit konsumiert. Diesen drei Substanzen wurde in der zweiten erweiterten und überarbeiteten Auflage ein zusätzliches neues Kapitel gewidmet.

Der ehemalige oberste Drogenberater der britischen Regierung, David Nutt, hat mit Kollegen eine neue Klassifikation der gängi-

gen Drogen bezüglich ihrer Gefährlichkeit vorgenommen. Dabei wurde sowohl die Schädlichkeit für die Konsumenten selbst wie auch jene für die Gesellschaft eruiert. Die Studie offenbart, dass der Alkoholkonsum ein mehr als dreimal so großes Schadenspotenzial in sich birgt wie der Konsum von psychotrop wirkenden Cannabisprodukten und ein mehr als zehnmal so großes Schadenspotenzial in sich birgt wie der Konsum von LSD oder von Zauberpilzen. Dieser neuen Klassifikation der Drogen wurde in der dritten Auflage ein ganz neues Kapitel gewidmet.
In den Abschnitten zu den gängigsten Partydrogen sind in dieser überarbeiteten Auflage vor allem mehr Angaben zur Dosierung zu finden im Vergleich zur Erstausgabe von 2003. Auch im Bereich betreffend den Drogenmischkonsum sind neue Erfahrungswerte und Erkenntnisse eingeflossen. Mögen diese den interessierten Leserinnen und Leser helfen, ihren Drogengebrauch so zu gestalten, dass der erhoffte Genuss optimiert werden kann und allfällig befürchteter Schaden gemindert oder gänzlich ausgeschlossen werden kann.

In den letzten zehn Jahren ist der Wirkstoffgehalt in Ecstasytabletten massiv gestiegen und ist derzeit mehr als doppelt so hoch wie im ersten Jahrzehnt des neuen Jahrhunderts. Gleiches gilt für die Reinheit von Kokain im Straßenhandel. Dementsprechend wurden die Warnungen bei diesen Substanzen angepasst. Den LSD-Falsifikaten wurde neu ein ganzer Abschnitt gewidmet, da es immer wieder mal vorkommt, dass in den Pappen (Filzli) kein LSD enthalten ist, sondern sogenannte NBOMes.

Berlin, im Januar 2019

der Autor

1 Drug, Set und Setting

Es gibt kein Patentrezept, wie man am Wochenende gut draufkommt. Aber soviel ist klar: Wenn jemand sich nicht in guter Verfassung fühlt, helfen auch keine Drogen, da die meisten Drogen, die aus Lust oder zum Spaß eingenommen werden, vor allem die positiven und negativen Stimmungen, die jemand schon vor der Drogeneinnahme in sich hat, verstärken. Die Wirkung, die jemand nach dem Drogenkonsum wahrnimmt, und die Risikofaktoren, die dabei die Wahrscheinlichkeit von störenden Effekten erhöhen könnten, sind bei weitem nicht nur von der Dosierung und der Kombination (Mischung) der konsumierten Substanzen abhängig. Vor allem die individuelle Erwartungshaltung, die körperlichen Verfassung, die seelische Gemütslage und die allgemeine Stimmung sind maßgeblich für die Wahrnehmung der Drogenwirkung von Bedeutung. Auch die persönliche Vorbereitung auf die Drogeneinnahme wie auch die allgemeine Atmosphäre, von der man umgeben ist, sind von ausschlaggebender Bedeutung für den Verlauf der Drogenwirkung.

Die drei Begriffe **Drug, Set** und **Setting** zur Beschreibung therapeutischer und ritueller Drogensitzungen wurden in den 60er Jahren des letzten Jahrhunderts von Timothy Leary, damals Psychologieprofessor an der Harvard University, eingeführt.[1] Der Begriff **Set** bezieht sich auf das, was jemand in die Situation einbringt: Erinnerungen, Lernfähigkeit, Temperament, emotionales, ethisches und rationales Wertesystem und vor allem die Erwartungshaltung an die Drogenerfahrung. Das **Setting** bezieht sich auf das soziale, räumliche und emotionelle Umfeld, von dem jemand vor, während und nach dem Drogengebrauch umgeben ist. Der wichtigste Aspekt des Settings ist jedoch das Verhalten, das Verständnis und das Einfühlungsvermögen der Person oder der Personen, welche die Drogen zu bestimmten Anlässen für andere mitbringen und anderen überreichen. Informationen zu den allgemeinen Eigenschaften der Drogen (**Drug**), das heißt die rein substanzbezogenen Informationen, können aus Büchern, Broschüren und diversen Internetpublikationen entnommen werden. Demgegenüber entziehen sich die interagierenden Faktoren der inneren Bereitschaft (Set) und der äußeren Umstände (Setting) einer normierten Betrachtungsweise.

Wer sich genügend Zeit für einzelne Drogenerfahrungen nimmt, sich zudem auch genügend Zeit für die Phase danach gönnt und insbesondere zwischen den einzelnen Drogenerfahrungen genügend Zeit verstreichen lässt, der hat mehr von seinem Drogengenuss!

1.1 Drug – Wirkstoff(e) und Dosierung(en)

Der Begriff **Droge** wird fälschlicherweise häufig mit dem Begriff **Rauschgift** gleichgesetzt, obwohl viele bekannte Drogen weder einen Rausch verursachen noch besonders giftig sind. Gemäß dem ursprünglichen Sinn des Wortes ist eine **Droge** eine als Heilmittel verwendete pflanzliche Substanz.

Eine **Substanz** ist etwas Stoffliches, woraus etwas besteht. Das heißt, dass man unter Substanz den chemischen Grundbestand versteht, also die naturwissenschaftlich begründete, zweckfreie Aussage über die chemische Zusammensetzung eines Stoffes. Ein **Mittel** ist etwas, was die Erreichung eines Zieles ermöglicht. Das bedeutet, dass ein Mittel etwas ist, was der Erreichung eines Zweckes dient. **Substanz** ist die zweckfreie Aussage über etwas (zum Beispiel einen Stoff), ein **Mittel** ist die soziale oder individuelle Interpretation des Zwecks der Substanz beziehungsweise des Zwecks der Einnahme der Substanz. Schreibt man also einer Substanz einen bestimmten Zweck zu, so wird die Substanz zum Mittel. [Siehe auch Kapitel 4 DrogenGenussKultur]

Ein ähnliches Verhältnis existiert in der Pharmakologie und in der Toxikologie zwischen den Begriffen **Stoff** und **Arzneimittel**. Gemäß dem deutschen Arzneimittelgesetz (§ 3 AMG) sind Stoffe: *„1. Chemische Elemente und chemische Verbindungen sowie deren natürlich vorkommende Gemische und Lösungen, 2. Pflanzen, Pflanzenteile, Pflanzenbestandteile, Algen, Pilze und Flechten in bearbeitetem und unbearbeitetem Zustand,*

3. Tierkörper, auch lebende Tiere, sowie Körperteile, -bestandteile und Stoffwechselprodukte von Mensch und Tier in bearbeitetem und unbearbeitetem Zustand, 4. Mikroorganismen einschließlich Viren sowie deren Bestandteile oder Stoffwechselprodukte.“[2]

Die nächste Kategorie ist sodann der immer noch neutral definierte Begriff des **Wirkstoffes**, der lediglich bestimmt, dass Stoffe nach der Aufnahme in den Organismus Wirkungen entfalten, wobei die Art der Wirkung und deren Bedeutung für die Gesundheit ohne Belang sind.

Mit dem Zusatz **Arznei** werden **Stoffe** zu **Arzneistoffen**, die dann *„zur Anwendung im oder am menschlichen oder tierischen Körper bestimmt sind und als Mittel mit Eigenschaften zur Heilung oder Linderung oder zur Verhütung menschlicher oder tierischer Krankheiten oder krankhafter Beschwerden bestimmt sind.“* **Arzneistoffe** werden zu **Arzneimitteln** dadurch, dass sie *„dazu bestimmt sind, Krankheiten bei Mensch und Tier zu heilen, zu lindern, zu erkennen oder zu verhindern.“*[3] Der Stoff wird durch seine konkrete Zweckbestimmung zum Mittel.

Nach diesen Definitionen sind Drogen in jedem Fall Stoffe und zugleich auch Wirkstoffe. Zudem sind viele Drogen Arzneistoffe, viele davon auch Arzneimittel (Medikamente). Zahlreiche Drogen werden auch als Genussmittel und/oder Rauschmittel genutzt. Gemäß Betäubungsmittelgesetz sind alle illegalen Drogen **Betäubungsmittel**. Der Fachbegriff für Betäubungsmittel, *Anästhetikum*, ist als Negation zum Begriff *Ästhetik* gebildet worden. Der Begriff *Ästhetik* kommt von griechisch *aisthéstai „fühlen, empfinden und wahrnehmen“*, respektive von *aisthétikós „zum Wahrnehmen fähig“*. Der Begriff *Anästhetikum* von griechisch *anaisthétikós* bedeutet *nicht fühlbar, nicht empfindbar* und *nicht wahrnehmbar*. LSD verstärkt beispielsweise die Empfindungsfähigkeit für das sinnlich wahrnehmbar Schöne *(Ästhetische)* und hat eine starke Wesensverwandtschaft mit der Eigenschaft zu erhöhter Feinfühligkeit und Empfindsamkeit, also etwas, das ein sensibles und gut funktionierendes Nervensystem voraussetzt. LSD bewirkt somit haargenau das Gegenteil von dem, was man von einem Betäubungsmittel *(Anästhetikum)* erwartet: Minderung oder Ausschaltung der sensorischen Feinfühligkeit. Es ist wahrlich absurd, eine Substanz wie LSD als Betäubungsmittel zu klassifizieren.[4]

Bemerkenswert erscheint hier die Tatsache, dass einzig und allein die amtliche Zuordnung von LSD zu den Betäubungsmitteln als absurd bewertet werden kann, da alle anderen Zuordnungsmöglichkeiten Sinn machen: LSD ist eine Substanz gemäß Definition im Duden[5], LSD ist ein Mittel gemäß Definition im Duden[6], LSD ist ein Stoff gemäß § 3 AMG[7], LSD ist ein Wirkstoff gemäß Definition im Medizinischen Wörterbuch Pschyrembel[8], LSD ist ein Arzneistoff, da LSD lange Zeit als Arzneimittel zugelassen war und auch heute noch in speziellen Programmen wie beispielsweise in der psycholytischen Therapie eingesetzt wird.[9]

Die als Drogen bezeichneten Wirkstoffe verändern in sehr unterschiedlicher Art und Weise unsere Wahrnehmung, unsere Empfindung, unser Lustgefühl, unseren Wachheitsgrad, unsere Impulsivität, unser Konzentrationsvermögen und vieles andere mehr. Erwähnenswert zum näheren Verständnis sind die

Analgetika: Schmerzmittel

Antidepressiva: Stimmungsaufheller

Aphrodisiaka: Mittel zur Steigerung der Liebeslust, sexuell anregend

Empathogene: Mittel zur Verstärkung der Empfindsamkeit, Kommunikationsmittel

Entaktogene: Mittel zur Verstärkung der inneren Gefühle, emotional anregend

Entheogene: Mittel, die das Göttliche in einem erwecken

Euphorika: Stimmungsaufheller, Glücksdrogen

Halluzinogene: Mittel zur Erzeugung von Erscheinungen

Narkotika: Narkosemittel

Psychedelika: Mittel zur Erhellung der Seele

Psychostimulanzien: Anregungsmittel, Aufputschmittel

Sedativa: Entspannungsmittel

Dass die Wirkung einer Substanz von ihrer Dosierung abhängt, ist eine ebenso simple Erkenntnis wie uralte Einsicht. Der Arzt und Philosoph Theophrastus Paracelsus gehörte zu den bedeutendsten Naturforschern des späten Mittelalters und verkündete bereits vor hunderten von Jahren:

„Allein die Dosis macht, dass ein Ding kein Gift ist."

Für die heutzutage gebräuchlichen Konsummuster muss dieser Satz in die folgende Grundregel abgeändert werden:

„Allein die Dosis und die Mischung macht, dass Dinge kein Gift sind."

Die Dosierung beeinflusst die Wahrnehmung, das Erleben und die Gefühlswelt für die Dauer der Drogenwirkung. Da die meisten Partydrogen derzeit illegal sind, weiß man meistens nicht, wie viel Wirkstoff in der Droge enthalten ist. Damit man sich vor Fehl- oder Überdosierungen schützen kann, lässt man seine Pillen und Pülverchen am besten bei *www.checkyourdrugs.at* in Wien, *www.saferparty.ch* in Zürich oder bei einem anderen Testangebot anonym analysieren. Testergebnisse von anderen Pillen, Warnungen vor gefährlichen Pillen und weitere Informationen erhält man auf den folgenden Homepages:

www.checkit.wien

www.saferparty.ch

1.2 Set – Erwartungshaltung, aktuelle Stimmung und Grundbefindlichkeit

Set bezeichnet die innere Grundeinstellung des Konsumenten oder der Konsumentin sowie dessen oder deren persönliche Erwartung an die Drogenwirkung als auch dessen oder deren Stimmung bei der Einnahme der Droge. Das Set bestimmt die Drogenwirkung nicht weniger als die Drogenart und die Dosierung.

Sowohl die guten wie auch die schlechten Erfahrungen, die man mit Drogen macht, kommen letztlich aus einem selbst heraus. Negative Grundstimmungen wie Angst, Schwäche und Selbstmitleid werden durch die Einnahme von psychotropen Substanzen, das heißt von Drogen, die das psychische Empfinden beeinflussen, oft verstärkt und verschlimmert. Genauso werden zumeist positive Gefühle wie Freude, Lust und Glück intensiviert.

Anzeichen für eine eher günstige Prognose eines angenehmen und beglückenden Erlebens außergewöhnlicher Bewusstseinszustände sind die Fähigkeit, sich und andere so zu akzeptieren, wie sie sind. Des Weiteren ist die Fähigkeit, auf das eigene Wohl bedacht zu sein, ebenso förderlich wie die Fähigkeit zum existentiellen Handeln und Erleben im Sinne der Selbstverwirklichung. Die Gewohnheit, Bedürfnisse anderer anzuerkennen und diesen Bedürfnissen entgegenzukommen und dabei jedem Zwang zum Konformismus wie auch jedem Drang zum Opportunismus zu widerstehen als auch die Fähigkeit, sich mit der Realität gut auseinandersetzen zu können, sind Eigenschaften von Personen, die das Erleben außergewöhnlicher Bewusstseinszustände mit hoher Wahrscheinlichkeit mit Freude und Glück erfüllen wird. Dies gilt auch für eine undogmatische Weltanschauung in Verbindung mit einer vielleicht pantheistisch zu nennenden Religiosität.[10]

Anzeichen für eine Prognose des Erlebens einer angstvollen Ich-Auflösung sind im Wesentlichen eine emotionale Labilität sowie eine starre Konventionalität, das heißt eine Abneigung gegen Ungewisses und Ungewohntes und ein starres Festhalten an Normen und Verpflichtungen.

Die Angst vor allfälligen unangenehmen Erkenntnissen oder Wahrheiten bezüglich der eigenen Person, die durch einen außergewöhnlichen Bewusstseinszustand offenbart werden könnten, und die Angst, dass durch das völlig fremdartige Erleben das ganze innere Bezugssystem, auf welches sich die Selbst- und Welterfahrung gründet, seine Gültigkeit verlieren könnte, sind signifikante Indikatoren für eine sehr große Wahrscheinlichkeit des Eintretens einer heftigen angstvollen Ich-Auflösung bei einem allfälligen Versuch, einen außergewöhnlichen Bewusstseinszustand zu induzieren.

Je rigider jemand ist, desto eher entwickelt jemand Angst. Der Begriff *Rigidität (lateinisch: rigere, „starr sein, steif sein")* bezeichnet in der empirischen Psychologie die mangelnde Fähigkeit eines Menschen, sich angesichts von Veränderungen der objektiven Bedingungen oder Voraussetzungen von einmal eingeschlagenen Denkmustern und gewohnten Handlungsweisen zu lösen und andere, der neuen Situation entsprechende und angemessene zu entwickeln und im Rahmen der veränderten Bedingungen umzusetzen. Der *Rigiditätskoeffizient* (Grad der geistigen Starrheit und Steifheit) eines Menschen ermöglicht, mit recht hoher Wahrscheinlichkeit eine Aussage zu treffen, ob jemand in einer bestimmten Situation von Angstzuständen befallen wird und einen *„Horrortrip"* durchleben muss oder nicht. Je größer der Rigiditätskoeffizient ist, desto höher ist auch die Wahrscheinlichkeit des Auftauchens von Horrorvisionen.[11]

Unsere Drogenprobleme wurzeln nicht in den Eigenschaften der Drogen, sondern in der Art und Weise, wie wir mit Drogen umgehen.

1.3 Setting – Rahmenbedingungen, Umfeld und äußere Umstände

Gemeint ist hier das physische, soziale und kulturelle Umfeld, in dem die Drogen konsumiert werden. Jede Veränderung des Umfeldes wird andere Eigenschaften und Qualitäten der Drogen hervorheben oder wieder verschwinden lassen. Wichtig dabei ist, dass man das Umfeld, in dem die Drogen konsumiert werden, zuvor bewusst ausgewählt hat und dass man mit seinen Freunden und Freundinnen vereinbart, aufeinander achtzugeben und niemanden alleine zu lassen.

Wer ein zwiespältiges Gefühl zu seiner Umgebung hat, sollte dort auf gar keinen Fall Drogen zu sich nehmen, die hoch dosiert sind und stark wirksame psychoaktive Wirkungen entfalten. Solche Drogen sollte man nur in einem Umfeld nehmen, in dem man sich sicher, geborgen und wohl fühlt.

1.4 Hinweise

- Man sollte niemals eine Droge nehmen, wenn man Angst vor der Droge hat, denn wer Angst vor Drogen hat und sie trotzdem nimmt, riskiert einen Horrortrip (Reise voller Schrecken mit Angst- und Panikgefühlen) durchleben zu müssen.
- Man sollte nur dann eine bestimmte Droge nehmen, wenn man sich sicher ist, dass diese Droge einem gut tut und man sich in der Lage fühlt, die Wirkung dieser Droge auch wirklich genießen zu können.
- Wenn man unter den derzeitigen Bedingungen des Schwarzmarktes Drogen kauft und diese dann konsumiert, geht man ein schwer einschätzbares gesundheitliches und rechtliches Risiko ein.
- Man sollte sich zuerst nach den Wirkungen und der verträglichen Dosierung erkundigen und sich stets kritisch verhalten. Wenn man unsicher ist, sollte man lieber nur die Hälfte der Portion nehmen und abwarten, wie man darauf reagiert oder gänzlich auf den Konsum verzichten.
- Bei Ecstasy in Kapseln, Speed und Kokain in Papierbriefchen sowie bei GHB in Fläschchen kann jeder Zwischenhändler den Wirkstoff strecken.
- Man sollte keine Tabletten, Pulver oder Trips von Händlern (Dealern) kaufen, die den Eindruck vermitteln, ihren eigenen Drogenkonsum nicht im Griff (nicht unter Kontrolle) zu haben.
- Die verschiedenen Zauberpilzarten variieren stark in ihrem Wirkstoffgehalt. Wie bei LSD setzt die Wirkung manchmal erst längere Zeit nach der Einnahme ein.
- Bei LSD merkt man manchmal erst nach zwei Stunden, wie viel Wirkstoff auf der Pappe war.
- Pflanzliche Substanzen bergen grundsätzlich genauso große und manchmal sogar noch größere Gefahren in sich als synthetische Drogen und sind oft auch viel schwieriger zu dosieren.

- Es gibt Drogen, die entwickeln Wechselwirkungen mit diversen Medikamenten. Der Konsum dieser Drogen kann dann unter Umständen die Wirksamkeit der Medikamente beeinträchtigen oder in manchen Fällen auch zu äußerst heftigen gesundheitlichen Komplikationen führen. Man sollte stets daran denken, wenn man Medikamente nehmen muss!
- Viele Drogen mit psychoaktiven Wirkstoffen beeinträchtigen das Reaktionsvermögen. Nach der Einnahme solcher Drogen sollte man auf jeden Fall auf das Lenken von Fahrzeugen aller Art verzichten. Auch das Bedienen von Maschinen sollte man während der Wirkungsdauer solcher Drogen auf jeden Fall unterlassen.
- Einige Drogen (vor allem Alkohol, Kokain und Nikotin) beeinträchtigen die Entwicklung des Fetus. Schwangere sollten diese Drogen meiden.
- Erwerb und Besitz zahlreicher Drogen sind derzeit immer noch strafbar. In der Schweiz, im Gegensatz zu Deutschland, ist auch der Konsum diverser Drogen verboten.

2 Wirkungsprisma der Partydrogen

Zusammenstellung in Anlehnung an das Schema *„Wirkungsprisma der Partydrogen“* in *„DRUGS – die Partydrogeninfo! Alles, was Du schon immer über Partydrogen wissen wolltest und noch nie ehrlich beantwortet wurde ...“*, herausgegeben von Eve & Rave Schweiz, Eve & Rave e.V. Berlin und FASD BRR URD Fribourg.[12]

Alkohol ist in geringen Mengen meist eine erheiternde, in größeren Mengen meist eine dumpfe Geselligkeitsdroge.
STIMMUNG (Euphorikum)

Ecstasy (MDMA, MDE, MBDB) ist eine Harmoniedroge.
GEFÜHL (Empathogene, Entaktogene)

GHB ist eine Lustdroge mit sexuell stimulierenden Effekten.
LUST (Aphrodisiakum, Euphorikum)

Haschisch und Gras sind Entspannungsdrogen mit euphorisierenden Effekten.
ENTSPANNUNG, HEITERKEIT (Sedativa, Euphorika)

Ketamin ist eine surrealistische Traumweltdroge.
TRAUMWELT (dissoziatives Narkotikum)

Koffein ist ein Anregungsmittel mit kurzer Wirkungsdauer.
WACHHEIT (Aufputschmittel, Anregungsmittel, Stimulanz)

Kokain ist eine Egodroge mit aufputschenden Effekten.
LEISTUNG (Aufputschmittel, Anregungsmittel, Stimulanz)

Nikotin ist in kleinen Dosierungen anregend, in großen Dosierungen lähmend.
WACHHEIT (Anregungsmittel, zumeist jedoch reiner Gewohnheitskonsum)

LSD und Zauberpilze sind psychedelische Drogen mit halluzinatorischen Effekten.
WAHRNEHMUNG (Psychedelika, Entheogene, Halluzinogene)

Speed (Amphetamin) ist eine eher kurz wirksame,
Crystal (Methamphetamin) ist eine lang wirksame Konzentrationsdroge.
WACHHEIT (Aufputschmittel, Anregungsmittel, Stimulanz)

Empfehlung zum Thema

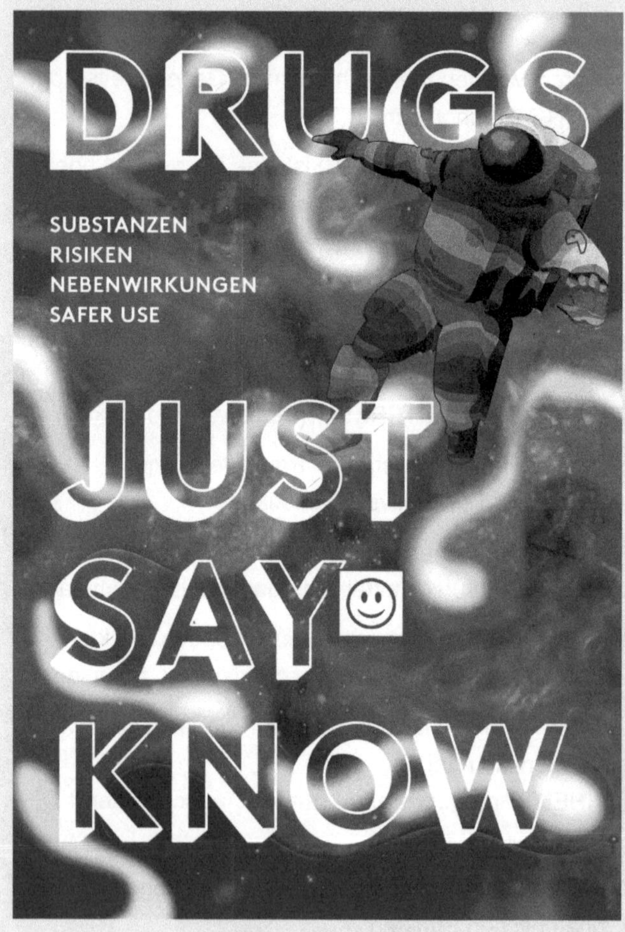

3 Die gängigsten Partydrogen

Kurzbeschreibungen der Substanzen und ihrer Wirkungen, Nebenwirkungen und Wechselwirkungen mit anderen Drogen und Medikamenten werden in diesem Kapitel ergänzt mit Hinweisen zu Dosierungen und Erfahrungswerten zum möglichst risikoarmen Gebrauch (Safer Use).

Der Aufbau und die Struktur dieses Kapitels sind kompatibel zur Partydrogen-Broschüre *DRUGS – die Partydrogeninfo! Alles, was Du schon immer über Partydrogen wissen wolltest und noch nie ehrlich beantwortet wurde*, herausgegeben von Eve & Rave Schweiz, Eve & Rave e.V. Berlin und FASD BRR URD Fribourg.[13] Einige Passagen wurden dieser Broschüre entnommen, vor allem jene, die der Autor für die im Sommer 2001 herausgegebene stark erweiterte 4. Neuauflage verfasste. Dieses Kapitel enthält viele Antworten auf Fragen von Drogenkonsumenten, die zum Teil häufig an Informationsständen von Eve & Rave, der *„Freien Arbeitsgemeinschaft DrogenGenussKultur“* und dem *„Autonomen Drogeninfostand“* auf Partys gestellt wurden und ist somit auch eine Ergänzung zur *„Partydrogen-Broschüre“* mit vielen aktualisierten und weiterführenden Informationen.

3.1 Ecstasy (Amphetaminderivate)

3.1.1 Substanz

Ecstasy (MDMA, MDE, MBDB) wird als entaktogenes Amphetaminderivat bezeichnet und gehört zur Stoffklasse der β-Phenylalkylamine (β-Phenethylamine). Unter dem Begriff *„Ecstasy“* wurden in den letzten Jahren hauptsächlich die folgenden Wirkstoffe klassifiziert:

MDMA (Adam)	= 3,4-**M**ethylen**d**ioxy**m**ethyl**a**mphetamin = [1-(1,3-Benzodioxol-5-yl)propan-2-yl](methyl)azan
MDE = MDEA (Eve)	= 3,4-**M**ethylen**d**ioxy**e**thyl**a**mphetamin = [1-(1,3-Benzodioxol-5-yl)propan-2-yl](ethyl)azan
MBDB (Eden)	= *N*-**M**ethyl-1-(1,3-**b**enzo**d**ioxol-5-yl)-2-**b**utylamin = [1-(1,3-Benzodioxol-5-yl)butan-2-yl](methyl)azan

Derzeit wird unter dem Namen Ecstasy (XTC) hauptsächlich MDMA[14] verkauft. MDE und MBDB sind praktisch vom Angebot verschwunden, dafür werden andere Zubereitungen wie die Thaipille (Methamphetamin), PMA (Paramethoxyamphetamin), PMMA (Paramethoxymethamphetamin) oder m-CPP (*meta*-Chlorphenylpiperazin) unter anderem auch unter dem Begriff „Partypillen“ angeboten. Da unter dem Etikett Ecstasy alle möglichen Substanzen unterschiedlichster Qualität, Quantität und Wirkung auf dem Schwarzmarkt angeboten werden, kann das Ausmaß der für die MDMA-Wirkung maßgebliche Ausschüttung des körpereigenen Neurotransmitters Serotonin von Pille zu Pille spürbar unterschiedlich ausgeprägt sein. Dementsprechend breit gestreut sind die Schwankungen der Positiv- und Negativverfahrungen beim Ecstasy-Gebrauch. Ein reales Problem für die Konsumenten stellt auch die Dosierung dar, da diese zumeist zwischen 50 und 250 Milligramm (mg) reinem Ecstasy-Wirkstoff je nach Pillensorte schwankt. Die optimale Wirkdosis wird mit 1 bis 1,5 Milligramm MDMA pro Kilo Körpergewicht angegeben, die Wirkdauer beträgt durchschnittlich drei bis fünf Stunden. Wer ungetestete Pillen konsumiert, macht sich zum blinden Versuchskaninchen!

Nach der Einnahme dringen die MDMA-Moleküle in die Nervenzellen ein und bewirken eine stark beschleunigte Ausschüttung der körpereigenen Neurotransmitter Serotonin und Noradrnalin und mit etwas schwächerer Wirkung auch Dopamin aus ihren Speichern. Zudem verhindert MDMA die Serotonin-Wiederaufnahme in die Nervenzellen.[15] Serotonin, Noradrenalin und Dopamin sind Botenstoffe zur Steuerung der Signalübertragung zwischen einzelnen Nervenzellen. Innerhalb einer Stunde nach der MDMA-Einnahme sind die synaptischen Spalten (Kontaktstellen zwischen den Nervenzellen) regelrecht mit Serotonin überflutet und der E-Film läuft auf hohen Touren. [Siehe auch Abschnitt 7.1 Was geschieht im Gehirn? – Ecstasy]

Ecstasy ist im Urin zwei bis vier Tage nachweisbar.

3.1.2 Wirkung

MDMA, MDE und MBDB wirken entaktogen, das heißt, sie verstärken die innere Empfindung und Wahrnehmung ohne eigentliche Veränderung der Signale und Reize, die mit den Sinnesorganen registriert werden. Das Wort *„entaktogen“* ist eine Zusammensetzung aus zwei griechischen Silben und einem lateinischen Ausdruck. Die griechische Silbe *en* bedeutetet *„innen“* und gen heißt soviel wie *„generieren, erzeugen, schaffen“*. Der mittlere Teil des Wortes *takto* ist dem lateinischen *tactus* entlehnt, was *„die Fähigkeit zu empfinden, spüren und fühlen“* bedeutet. Der von dem Chemiker David E. Nichols geprägte Begriff *„entaktogen“* bedeutet somit das Ermöglichen und Erzeugen einer Berührung des eigenen Innern.[16]

MDMA verstärkt überdies die Empathie. Empathisch wirkende Drogen (Empathogene) steigern vor allem die Wahrnehmungsfähigkeit und das Einfühlungsvermögen in die emotionelle Situation anderer Personen. Dadurch wird die Sympathie zu anderen Menschen gefördert und die Kommunikationsbereitschaft gestaltet sich offener und herzlicher. Dies kommt vor allem bei gemeinsam zelebrierten Ritualen, wie zum Beispiel beim ekstatischen Tanzen, zur Geltung, so dass das Gemeinschaftsgefühl gefördert wird. Den empathischen Drogen wird auch eine magische Wirkung nachgesagt, da das verbindende Gefühl rational gar nicht erfasst werden kann, sondern vor allem seelisch erlebt wird.

MDMA hat eine starke empathische Wirkung und eine gut wahrnehmbare entaktogene Wirkung, doch ist letztere bei weitem nicht so ausgeprägt wie bei MDE und MBDB. MBDB gilt als das stärkste Entaktogen und hat im Allgemeinen keine halluzinatorische und nur eine sehr schwach ausgeprägte empathische Wirkung. Etwa 30 Minuten nach der Einnahme kann es zu einer merklichen Erhöhung der Herzfrequenz, zu leichter Unruhe, zu kurzfristiger Übelkeit, zur Erhöhung der Körpertemperatur und zu verstärktem Atem kommen. Diese Anfangssymptome verschwinden in der Regel nach wenigen Minuten und man fühlt sich leicht und unbeschwert, ein wohliges Körpergefühl breitet sich aus. Der Kreislauf hat sich auf die E-Wirkung eingestellt. Das Seh- und Hörvermögen verändert sich. Manchmal bekommt man auch einen sehr trockenen Mund. In den Armen, Fingern und Beinen kommt es zu einem leichten Kribbeln. Der Appetit geht gegen Null. Ecstasy hat in der Regel eine tranceartig entspannende und zugleich eine psychisch stimulierende Wirkung. Harmonie- und Zärtlichkeitsgefühle dominieren gegenüber Angst- und Aggressionsgefühlen. Ecstasy steigert die Empfindung für das Ich-Gefühl und öffnet das Herz für die Wahrnehmung des Du-Gefühls. Deshalb kann man gut auf sich selbst und andere Leute abfahren. Nach drei bis fünf Stunden klingt die Wirkung langsam wieder ab. Der E-Film ist jetzt zu Ende und man sollte das einfach akzeptieren und nicht *„nachlegen“*. Die Serotoninspeicher sind jetzt weitgehend geleert und müssen erst wieder langsam gefüllt werden. Die E-Wirkung wird von Pille zu Pille schwächer, wenn nicht zwischen den E-Einnahmen längere E-Pausen eingehalten werden. Man nennt dieses Phänomen die Bildung einer Toleranz. Wer mehrfach in der Phase des Abklingens der E-Wirkung sofort wieder erneut Ecstasy konsumiert, riskiert aufgrund der Toleranzbildung nicht nur eine von vielen Konsumenten als unangenehm empfundene leichte Desorientierung durchleben zu müssen, sondern riskiert auch mit hoher Wahrscheinlichkeit nach dem Abklingen der Drogenwirkung einem Zustand völliger Überspanntheit ausgeliefert zu sein. Grundsätzlich sollte man sich im Klaren sein, dass die volle E-Wirkung mit all ihren angenehmen Effekten erst wieder nach vier bis sechs Wochen *„Pillenpause“* erzielt werden kann.

3.1.3 Unterschied zwischen MDMA und MDE

Die Wirkung von MDE beginnt etwa 30 Minuten nach der Einnahme, hält während zwei bis vier Stunden an und klingt dann recht rasch wieder ab. Die Wirkdauer von MDE ist kürzer als die von MDMA. In Dosierungen um 100 Milligramm wirkt MDE rein entaktogen und intensiviert die optische und akustische Wahrnehmung. Nebenwirkungen sind in dieser Dosierung eher selten. Hingegen kommt es bei Dosierungen von 150 Milligramm und mehr häufiger zu unerwünschten Nebenwirkungen. Dazu zählen vor allem Verspannungen im Nacken und in der Kiefermuskulatur (intensives und lustvolles Küssen schafft hier schnell und effektiv Linderung), Artikulationsschwierigkeiten beim Sprechen und Schweißausbrüche. Im Bereich von Dosierungen bis zu 130 Milligramm unterstützt MDE beim Tanzen das Erreichen von Trancezuständen. Eine MDE-Trance-Reise führt vermehrt in die eigenen inneren Räume, im Gegensatz zu MDMA-induzierten Trance-Reisen, bei denen das Magische und Gruppendynamische im Vordergrund steht. MDE wirkt in erster Linie entaktogen und somit eher in autistischer Richtung, fördert also auch die Ich-Bezogenheit, die affektive Teilnahmslosigkeit, den Verlust des sozialen Kontaktes und die Flucht in die eigene Fantasiewelt, im Gegensatz zu MDMA, das in erster Linie empathisch wirkt und somit förderlich für die Teilnahme an einem gruppendynamischen Prozess ist, den Bezug zu anderen Personen intensiviert und die Fähigkeit zu sozialen Kontakten steigert.

Der sogenannte Befriedigungskoeffizient von MDE ist längst nicht so groß wie der von MDMA. Das bedeutet, dass nach dem Gebrauch von MDE das Bedürfnis eine weitere Droge zu konsumieren, größer ist als nach dem Gebrauch von MDMA. Nach dem Gebrauch von MDE wird weit häufiger *„nachgelegt“* als bei vergleichbarem MDMA-Konsum. Auch konnte deutlich beobachtet werden, dass Konsumenten, die MDE statt MDMA erhielten, danach signifikant häufiger und auch größere Mengen Speed (Amphetamin) verbrauchten als üblich.[17] MDE war Mitte der 90er Jahre fast genauso verbreitet wie MDMA, inzwischen ist MDE jedoch weitgehend vom Markt verschwunden.

3.1.4 Hinweise zur Dosierung

Die Wirkstoffmenge von Ecstasy (MDMA, MDE und MBDB) wird manchmal als freie Base und manchmal als Hydrochlorid (Hcl-Salz) angegeben. Die meisten Phenylalkylamine wie MDMA, MDE und MBDB werden jedoch als HCl-Salz auf den Markt gebracht, da das freie Amin meistens nicht wasserlöslich ist und zudem einer schnelleren Zersetzung unterliegt. In den Pillenlisten von Eve & Rave Berlin[18] sind die Wirkstoffmengen jeweils als Hydrochlorid angegeben, in den Pillenlisten von Eve & Rave Schweiz[19] sind ebenfalls die Werte als Hydrochlorid angegeben. Es gelten folgende Umrechnungsfaktoren:

100 Milligramm MDMA-Base	entsprechen 118,9 Milligramm MDMA-HCl
100 Milligramm MDE-Base	entsprechen 117,6 Milligramm MDE-HCl
100 Milligramm MBDB-Base	entsprechen 117,6 Milligramm MBDB-HCl
84 Milligramm MDMA-Base	entsprechen 100 Milligramm MDMA-HCl
85 Milligramm MDE-Base	entsprechen 100 Milligramm MDE-HCl
85 Milligramm MBDB-Base	entsprechen 100 Milligramm MBDB-HCl

Dosierungen bezüglich Ecstasy werden in der Literatur fast durchgehend als Hydrochlorid angegeben. Als Faustregel gilt bei MDMA ein oberer Grenzwert von 1,5 Milligramm pro Kilo Körpergewicht, bei MDE ein solcher von 1,75 Milligramm und bei MBDB ein solcher von 2,0 Milligramm pro Kilo Körpergewicht. Je nach Konstitution und Gewöhnung des Konsumenten kann eine Überschreitung dieser Grenzwerte zu einer Überdosierung mit unangenehmen Folgen für die Befindlichkeit führen. Die in der Regel zu angenehmen Empfindungen führenden Dosierungen liegen etwa 20 Prozent unterhalb dieser Grenzwerte. Bei Konsum von Ecstasy sind auch bei Einhaltung der Angaben zur Dosierung Risiken und Nebenwirkungen nicht gänzlich auszuschließen, dies gilt insbesondere bei Mischkonsum. In der folgenden Tabelle sind die oberen Grenzwerte zur Dosierung von MDMA, MDE und MBDB in Relation zum Körpergewicht aufgelistet.

Körpergewicht	MDMA	MDE	MBDB
50 Kg	75 mg	87 mg	100 mg
60 Kg	90 mg	105 mg	120 mg
70 Kg	105 mg	122 mg	140 mg
80 Kg	120 mg	140 mg	160 mg
90 Kg	135 mg	157 mg	180 mg
100 Kg	150 mg	175 mg	200 mg

Vorsicht vor Überdosierungen

Da die meisten pychotrop wirkenden Substanzen, die auf Partys konsumiert werden, auf dem Schwarzmarkt erworben werden, wissen viele Leute nicht, wie rein oder wie stark die angebotene Ware ist. Um diesem Unwissen entgegenzuwirken, werden in verschiedenen Ländern Drug-Checking-Programme durchgeführt. In England wird dies von der gemeinnützigen Organisation The Loop bewerkstelligt, in Belgien von Eurotox, in den Niederlanden vom Trimbos Institut, in Spanien von Energy Control, in Österreich vom Projekt Checkit! in Wien und Drogenarbeit Z6 in Innsbruck, in der Schweiz vom Drogeninformationszentrum der Stadt Zürich (DIZ) und der Drogeninfo Bern Plus (DIB+) sowie mobil vor Ort von Safer Party in Zürich und rave it safe in Bern.

Alle Drug-Checking-Programme dokumentieren einen Trend: Die Ecstasytabletten enthalten immer mehr Wirkstoff. Das bestätigen die Ergebnisse der Analysen aus der Schweiz. Im Jahr 2017 enthielten die Ecstasytabletten durchschnittlich 159,2 Milligramm MDMA-HCl, im ersten Halbjahr 2018 waren es 173,4 Milligramm. Dies entspricht einer Zunahme um 8,9 Prozent. Vor zehn Jahren war der durchschnittliche MDMA-HCl-Gehalt nur etwa halb so groß.[20]

Ecstasytabletten, die mehr als 120 Milligramm Wirkstoff enthalten, gelten als hoch dosiert, Tabletten mit mehr als 200 Milligramm Wirkstoff als extrem hoch dosiert. Im ersten Halbjahr 2018 enthielten 85,8 Prozent aller in der Schweiz getesteten Ecstasytabletten mehr als 120 Milligramm Wirkstoff – ein so hoher Anteil wie nie zuvor. Vor etwa zehn Jahren (anno 2009) enthielten gerade einmal 1,3 Prozent aller getesteten Pillen mehr als 120 Milligramm Wirkstoff. Und fast jede dritte getestete Pille (31,4 Prozent) enthielt 2018 mehr als 200 Milligramm Wirkstoff, war also extrem hoch dosiert. Zehn Jahre zuvor enthielt keine einzige Pille soviel Wirkstoff.

Im Jahr 2009 enthielten in der Schweiz 62,3 Prozent der analysierten Proben Streckmittel, im Jahr 2017 waren es nur noch 13,8 Prozent, wobei eine deutliche Veränderung bei den Streckmitteln zu beobachten ist. Im Jahr 2009 enthielten über 40 Prozent der Proben das Streckmittel m-CPP (*meta*-Chlorphenylpiperazin); seit 2015 ist dieser Wirkstoff nahezu vollständig vom Markt verschwunden. Die häufigsten Fremdstoffe, die im Jahr 2017 in als Ecstasy deklarierten Proben gefunden wurden, waren 2C-B (4-Brom-2,5-dimethoxyphenylethylamin) und Coffein.

Auch in Deutschland hat der Wirkstoffgehalt in Ecstasytabletten in den letzten Jahren zugenommen. Im Jahr 2006 enthielten in Deutschland die untersuchten Proben im Schnitt 57 mg MDMA- HCl. Im Jahr 2017 waren es 149 mg.[21]

In Wien wurden im Jahr 2017 insgesamt 299 Proben als „Ecstasy“ in Tablettenform zur Analyse bei dem Projekt Checkit! abgegeben. 93,3 Prozent (n=279) von ihnen enthielten abgesehen von pharmakologisch unwirksamen Streckmitteln ausschließlich den erwarteten Inhaltsstoff MDMA-HCl ohne anderen Wirkstoff. Im Jahr 2011 enthielten insgesamt nur 28,7 Prozent ausschließlich den erwarteten Wirkstoff. Ein Großteil der analysierten Tabletten im Jahr 2017 wurde als „hoch dosiert“ eingestuft (80 Prozent), wobei in insgesamt 30 Prozent der Fälle vor einer gesundheitlich besonders bedenklichen Dosierung gewarnt werden musste (mehr als 200 mg MDMA-HCl pro Tablette). Nicht nur der Trend zu in Reinform vorliegenden Ecstasytabletten – auch der Trend zu hoch dosierten Ecstasytabletten setzte sich im Jahr 2017 fort: Wurde 2011 noch keine einzige Tablette mit einem Gehalt von über 200 mg MDMA-HCl getestet, waren es 2016 mit 21,2 Prozent schon mehr als ein Fünftel der Tabletten und 2017 mit 31,3 Prozent schon knapp ein Drittel.[22]

In den Niederlanden – sie gelten als ein wichtiges Land in Sachen Ecstasyproduktion und -export – sind gemäß den Berichten des Trimbos Instituts die Dosierungen in Ecstasytabletten in den letzten Jahren massiv gestiegen. Enthielten im Jahr 2009 weniger als 3 Prozent der untersuchten Proben mehr als 150 mg MDMA-HCl, so waren es im Jahr 2017 fast zwei Drittel (65 Prozent). Im Jahr 2009 enthielten mehr als die Hälfte (58 Prozent) der untersuchten Proben weniger als 70 mg MDMA-HCl, im Jahr 2017 waren es nur noch 3 Prozent. Der durchschnittliche Wirkstoffgehalt in Ecstasytabletten stieg in den Niederlanden von 2009 bis 2017 von 69 mg auf 167 mg MDMA-HCl.[23]

Aktuelle Analyseergebnisse sind auf folgenden Websites zu finden:
Saferparty (Schweiz): https://saferparty.ch/warnungen.html
Checkit! Wien: https://checkit.wien/warnungen/
Drogenarbeit Z6 (Innsbruck): http://www.drogenarbeitz6.at/drug-checking/drug-checking.html
Eurotox (Belgien): https://eurotox.org/
The Loop (Manchester, UK): https://wearetheloop.org/drug-alerts/

3.1.5 Sex auf Ecstasy

Intimer Körperkontakt und zärtliche Berührungen werden auf Ecstasy oft viel stärker empfunden als im nüchternen Zustand. Bei MDE und vor allem bei MBDB trifft dies weit weniger zu. Der Wunsch nach Nähe dominiert im Allgemeinen die Gefühlswelt während des E-Films, die aktive Potenz ist hingegen manchmal reduziert.

Wer beim Sex das Infektionsrisiko von HIV und anderen Geschlechtskrankheiten minimieren will, sollte den Gebrauch von Kondomen auch während des E-Films miteinbeziehen.

3.1.6 Risiken und Nebenwirkungen

Hitzschlag – Da durch die Ecstasy-Wirkstoffe einerseits die Körpertemperatur erhöht wird und andererseits die Warnsignale des Körpers wie Erschöpfung und Durst nicht mehr so deutlich wie im nüchternen Zustand wahrgenommen werden, kann es nach stundenlangem ekstatischem Tanz ohne ausreichende Zufuhr von alkoholfreien Getränken zum Kreislaufkollaps mit (im Extremfall) tödlichem Ausgang kommen.

Ecstasy-Kater – An den Tagen nach der Einnahme von Ecstasy, besonders nach durchgefeierten Wochenenden, kann es zu Depressionen, Konzentrationsschwäche, Schlafstörungen, Appetitlosigkeit, also zu einem allgemeinen *„Durchhängen"* kommen.

Organschäden – Der Konsum von *„Ecstasy"* kann (in äußerst seltenen Fällen) lebensbedrohliche Schädigungen an den inneren Organen zur Folge haben. Bei gleicher Dosierung sind PMA (*para*-Methoxy-Amphetamin) und PMMA (*para*-Methoxy-Methamphetamin) jedoch sehr viel toxischer als MDMA: Nach dem Konsum größerer Mengen PMA/PMMA können Herzrhythmusstörungen und krampfhafte Anfälle auftreten. Höhere Dosierungen verursachen einen sehr starken Anstieg des Blutdrucks und der Körpertemperatur. Bei Körper-Temperatur über 40 Grad Celsius können Hirnzellen geschädigt werden, ab 42 Grad Celsius kann der Körper mit Bewusstlosigkeit und Koma reagieren. Aufgrund der hohen Körpertemperaturen werden innere Organe geschädigt und es kommt in der Folge zu Gehirnblutungen und zu inneren Blutungen in Magen und Darm. Die Betroffenen fallen ins Koma und versterben im schnitt zwischen 6 und 24 Stunden an allgemeinem Organversagen. In der Produktion einfacher und billiger als die als *„Ecstasy"* bekannten Amphetaminderivate wie MDMA sind PMA/PMMA bei gleicher Dosierung sehr viel toxischer. Im Glauben, *„Ecstasy"* gekauft zu haben, nehmen Konsumenten manchmal eine für PMA/PMMA zu hohe Dosis ein, weil die psychoaktive Wirkung langsamer und schwächer einsetzt als bei MDMA. Deshalb sind Konsumenten versucht, noch mehr von diesen Tabletten einzunehmen.[20] Ob die Nervenzellen des Gehirns durch Dauerkonsum von MDMA nachhaltig geschädigt werden, wird zur Zeit noch wissenschaftlich untersucht.[21] Nach neuesten Untersuchungen scheint eine weitgehende Regeneration der geschädigten Nervenzellen sehr wahrscheinlich zu sein. Ob die Nervenzellen mit der Zeit jedoch nur weitgehend (partiell) oder vollkommen regeneriert werden, ist wissenschaftlich noch nicht ganz geklärt.[22]

Ecstasy und Medikamente – Um die Jahrtausendwende wurden Patienten, die Ritonavir einnehmen, eindringlich vor dem Konsum von MDMA gewarnt. Ritonavir – ein Proteasehemmer zur Behandlung der HIV-Infektion – mit MDMA kombiniert, könne zu einer fatalen Erhöhung des MDMA-Plasmaspiegels führen, der nicht nur einen verlängerten Rauschzustand, sondern auch eine heftige und lebensbedrohliche Intoxikation (Vergiftung) auslöse. Ritonavir sei ein Arzneistoff, der den Abbauprozess von MDMA in der Leber blockiere. Patienten, die von ihrem Arzt Ritonavir (Handelsname Norvir®) verordnet bekämen, müssten eindringlich vor dem Gebrauch von MDMA und anderen Amphetaminderivaten gewarnt werden. Die Firma Abbott (Produzent von Norvir®) gab eine entsprechende Warnung heraus. Das Gleiche – so Fachmediziner seinerzeit – gelte für Patienten, die das Medikament Delavirdin (Handelsname Rescriptor® einnehmen müssten. Delavirdin wird ebenfalls zur Behandlung der HIV-Infektion eingesetzt. Als nichtnucleosidaler Reverse-Transkriptase-Inhibitor (NNRTI) blockiere Delavirdin das gleiche Leberenzym (CYP2D6) wie Ritonavir.[23]

Damals steckte der Substanzmetabolismus bezüglich Partydrogen und Arzneistoffen noch weitgehend in den Kinderschuhen. Erst nach der Jahrtausendwende konnte man die einzelnen Isoenzyme isolieren und systematisch darstellen und ihre Rolle beim Metabolismus von Fremdstoffen Schritt für Schritt aufklären. Hatte man sich zuvor auf das genetisch polymorphe CYP2D6 konzentriert, erkannte man bald, dass Ritonavir nur wenig (klinisch von untergeordneter Bedeutung) CYP2D6 hemmt, sondern vor allem das den Fremdstoffmetabolismus dominierende CYP3A4. Ein weiterer notwendiger Schritt zur Vorhersage des Interaktionsgeschehens war die Aufklärung des komplexen MDMA-Metabolismus Anfang der 2000er Jahre. Mehrere nach der Jahrtausendwende publizierte Studien stellen fest, dass CYP1A2, das im Vergleich zu CYP3A4 nur relativ schwach konstitutiv exprimiert wird, bei hohen MDMA-Expositionen den größten Beitrag am Metabolismus leistet.[28] Deshalb können die Warnungen aus dem letzten Jahrtausend gemildert werden: Patienten, die Ritonavir einnehmen, sollten MDMA vorsorglich gering dosieren.

E-Film und „Partysucht“ – Ecstasy-Konsum führt nicht zu einer körperlichen Abhängigkeit. Es besteht jedoch die Gefahr einer gewissen psychischen Abhängigkeit, wenn die Party am Wochenende zum Lebensmittelpunkt, die Szene zur Familie und der Club zum Zuhause wird. Die Realitäten des „grauen“ Alltags rücken dabei in immer weitere Ferne. Einige vernachlässigen dann auch ihre Lehre, ihre Schule oder ihren Beruf oder schmeißen gar ihre ganze Ausbildung hin.

3.1.7 Safer Use

Minimalregeln zur Risikovermeidung für Ecstasy-User[25]

- Man sollte seine Pillen oder sein Pulver vor dem Konsum anonym im Labor testen lassen, damit man weiß, was für einen Stoff man hat.
- Grundsätzlich gilt: Drogen gering dosieren und nicht beliebig kombinieren. Das heißt beispielsweise, zu Ecstasy kein Speed nehmen und möglichst wenig Alkohol trinken.
- Bei Ecstasy-Gebrauch auf Tanzpartys regelmäßig (Mineral-) Wasser, milde Säfte oder auch Tee trinken, damit man durch seinen erhöhten Flüssigkeitsverbrauch nicht austrocknet.
- Beim Dauertanzen auf Ecstasy sollte man Pausen zum Frischlufttanken einlegen, damit man keinen Hitzschlag erleidet. Dabei sollte man sich vor Zugluft schützen.

- Hat man eine Toleranz gegenüber der Ecstasy-Wirkung entwickelt, sollte man eine Pillenpause von mindestens einem Monat einlegen.
- Mehr als zwei gut dosierte Ecstasy-Pillen an einem Wochenende zu nehmen ist nutzlos, da die körpereigene Neurochemie nicht adäquat reagieren kann und man Zeit zur Serotoninproduktion braucht, bis man wieder voll auf Ecstasy abfahren kann.
- Wenn man beabsichtigt, Ausbildung oder Beruf hinzuschmeißen, sollte man vorher mit anderen darüber sprechen und für einige Wochen Abstand von seinem Partyleben gewinnen (auch wenn das verdammt schwer fällt), um über sich, sein Leben und seine Zukunft in Ruhe nachdenken zu können.

3.2 Amphetamin und Methamphetamin (Speed, Crystal, Thaipille)

3.2.1 Substanzen

Speed (Amphetamin, Methamphetamin, Methcathinon) wird als Analeptikum (erfrischendes, belebendes, anregendes Mittel) bezeichnet. Der Begriff Analeptikum ist von dem griechischen Begriff *Analeptikon* (erfrischend, kräftigend, stärkend) abgeleitet. Speed, auch Pep oder Peppen genannt, gehört zur Stoffklasse der β-Phenylalkylamine (β-Phenethylamine). Unter dem Begriff *„Speed“* wurden in den letzten Jahren hauptsächlich die folgenden Wirkstoffe klassifiziert:

Amphetamin[26] (Pep, Peppen)	= Phenylaminopropan = 1-Phenyl-2-propanamin = (+/-)-α-Methylphenethylamin = (RS)-1-Phenylpropan-2-ylazan = Desoxynorephedrin
Methamphetamin (Meth, Crystal)	= Phenylmethylaminopropan = 1-Phenyl-2-Methylaminopropan = N,α-Dimethylphenethylamin = (S)-(Methyl)(1-phenylpropan-2yl)azan = Desoxyephedrin
Methcathinon (Ephedron)	= Methylaminopropiophenon = 2-Methylamino-1-phenylpropan-1-on = Ephedron

Der heute gebrächliche Name „Amphetamin“ ist eine Zusammenziehung der veralteten chemischen Bezeichnung **A**lpha-**M**ethyl**phe**ne**t**hyl**amin**.

Unter Speed versteht man Zubereitungen, die zumeist das vollsynthetisch hergestellte Amphetamin oder auch – jedoch seltener – Methamphetamin enthalten. Methcathinon ist in Deutschland und in der Schweiz bis jetzt kaum aufgetaucht, doch seit der EU-Osterweiterung wird diese Substanz vor allem in Berlin und den östlich gelegenen Bundesländern immer häufiger auf dem Schwarzmarkt angeboten. Im Allgemeinen wird Speed als weißes Pulver – oder im Falle der Thaipille in Pillenform – angeboten. Speed ist ein stark aufputschendes und vor allem auch ein appetitzügelndes Psychostimulans. Dealer fügen dem Speed häufig Streckmittel hinzu, so dass der Amphetamingehalt erheblich schwankt. Weit über zehn Jahre lag der Amphetamingehalt in analysierten Proben von auf dem Schwarzmarkt in Deutschland stammenden Speed nahezu kontinuierlich zwischen fünf und zehn Prozent. Ab dem Jahr 2012 setzte dann ein leichter Aufwärtstrend ein. In Deutschland lag der durchschnittliche Wirkstoffgehalt von untersuchten Amphetaminproben im Jahr 2017 bei 12,1 Prozent.[31] In der Schweiz ist der Wirkstoffgehalt wesentlich höher, in Jahr 2016 lag er dort bei 44,6 Prozent, 2017 bei 51,0 Prozent.[32] In den Niederlanden lag er 2017 bei 46,0 Prozent.[33]

Kristallspeed (Crystal) ist selten gestreckt und enthält bis zu 100 Prozent reines Amphetamin oder Methamphetamin. Beides wird unter dem Namen Kristallspeed angeboten. Vorsicht! Beim „Ziehen" einer zu fetten Linie Methamphetamin kann es sehr leicht zu unangenehmen und manchmal auch gefährlichen Überdosierungen kommen, da Methamphetamin schon in kleineren Dosierungen viel stärker und auch viel länger als Amphetamin (in weit größeren Dosierungen) wirkt. Methamphetamin ist etwa fünfmal so wirkungsintensiv wie Amphetamin. Die Thaipille enthält zumeist Methamphetamin und ist nicht selten mit über 40 Milligramm Wirkstoff überdosiert. In Deutschland war Methamphetamin bis 1988 unter dem Markennamen Pervitin® als Fertigarzneimittel in Apotheken erhältlich, wobei die Dosis pro Tablette bei 3 Milligramm lag. Thaipillen enthalten oft die zehnfache Wirkstoffdosis einer Pervitin-Tablette. Bis zum 1. März 2008 waren sowohl Amphetamin als auch Methamphetamin in Deutschland verschreibungsfähige Betäubungsmittel (Anlage III BtMG).[34] Aufgrund der 21. Betäubungsmittelrechts-Änderungsverordnung (21. BtMÄndV) vom 18. Februar 2008 (in Kraft getreten am 1. März 2008) ist Methamphetamin durch Umstufung von Anlage III (verkehrsfähige und verschreibungsfähige Stoffe) in Anlage II (verkehrsfähige, aber nicht verschreibungsfähige Stoffe) zu § 1 BtMG heute in Deutschland nicht mehr verschreibungsfähig, Amphetamin ist demgegenüber nach wie vor verschreibungsfähig.[35]

Auf dem Schwarzmarkt sind zwei verschiedene Arten von Methamphetamin-Hydrochlorid (Methamphetamin-HCl) erhältlich.

Das Methamphetamin-Pulver wird zumeist unter dem Namen „Meth" angeboten, die kristalline Form unter Namen wie *„Ice"*, *„Crank"* oder *„Crystal"*. Die Pulverform wird zumeist geschnupft, die kristalline Form wird sowohl geraucht und als auch geschnupft, letzteres nachdem die Kristalle klein gehackt wurden. Methamphetamin-Base (Öl oder ölige Paste) ist in der Szene so gut wie unbekannt.

Speed ist im Urin zwei bis vier Tage nachweisbar.

3.2.2 Vorsicht – Verwechslungsgefahr!

Vorsicht: *„Crystal"* ist nicht nur die übliche Bezeichnung für Methamphetamin, sondern auch eine oft gebrauchte Bezeichnung für das Narkosemittel Phencyclidin (PCP, Angel Dust), das vom Aussehen her dem Methamphetamin-HCl ähnlich ist, dessen Wirkung jedoch völlig anders geartet ist als die der Amphetamine. Phencyclidin ist ein so genannter dissoziativer Wirkstoff, da Personen sich unter dem Einfluss dieser Substanz von sich selbst als auch von der Umwelt abgespalten wahrnehmen und fühlen können. Die Wirkung von Phencyclidin ist der des Ketamins ähnlich.

3.2.3 Wirkung

Die meisten Partyleute nehmen Speed, um nachts durchgehend fit zu bleiben und durchzutanzen. Speed wird jedoch nicht nur zum Feiern, sondern ebenso auch zum Arbeiten konsumiert. Vor allem Leute, die lange konzentriert (fehlerfrei) arbeiten müssen, konsumieren nicht selten regelmäßig Speed. Speed-Wirkstoffe setzen aus den Nervenzellen des Leistungssystems im Gehirn die körpereigene *„Leistungsdroge"* Noradrenalin frei. Außerdem kommt es zu einer Dopaminfreisetzung, was zu einem gehobenen Selbstwertgefühl führt. Durch die gleichzeitige Freisetzung von Adrenalin, Noradrenalin und Dopamin wird der Organismus in eine Art Alarmbereitschaft versetzt, wie dies bei einer bedrohlichen Lage üblich ist. In der englischen Sprache wird dieser Zustand der Erregung mit dem feststehenden Begriff

„fight-fright-flight“ (kämpfe, fürchte, flüchte) ausgedrückt. Speed erhöht zudem die Körpertemperatur und unterdrückt den Hunger und das Bedürfnis nach Schlaf.

Die Wirkung nach oraler Einnahme von 5 bis 30 Milligramm Amphetamin setzt nach 20 bis 40 Minuten ein und dauert maximal vier bis sechs Stunden. Amphetamin steigert im Allgemeinen das Gefühl des Wohlbefindens, der Gelassenheit und der Zufriedenheit, beseitigt rasch bestehende Müdigkeit und fördert zumeist die Konzentration und das Selbstvertrauen. Amphetamin löst bei einigen Konsumenten auch einen lang anhaltenden Rededrang aus. Im Allgemeinen gelten 30 Milligramm für Gelegenheitskonsumenten als hohe Dosis, für Dauerkonsumenten jedoch als niedrige Dosis. Letztere nehmen oft 50 bis 100 Milligramm als Einzeldosis. Solche Wirkstoffmengen können bei Gelegenheitskonsumenten recht unangenehme Nebenwirkungen wie Herzrasen, Zittern und Sinnestäuschungen hervorrufen.

Nach dem Schnupfen von 30 bis 50 Milligramm Amphetamin setzt die Wirkung nach 30 bis 120 Sekunden ein, wobei die allgemeine Grundstimmung für vier bis fünf Stunden angenehm beeinflusst wird und die allgemeine Motivation zur Leistung wie auch der Tatendrang angeregt werden. Bei Gewohnheitskonsumenten (Dauerkonsumenten) hält die Wirkung nur bis zu zwei Stunden an und ist bei weitem nicht so stark ausgeprägt wie bei Gelegenheitskonsumenten.

Geschnupftes Methamphetamin-HCl hat bereits in Dosierungen um 10 Milligramm eine deutlich merkbare stimulierende Wirkung, die bis zu 20 Stunden anhalten kann. Nach dem Schnupfen von 30 Milligramm und mehr treten in der darauf folgenden Zeitspanne von 20 bis 30 Stunden nicht selten heftige und immer wiederkehrende Halluzinationen auf. Lust, Erotik und Geilheit werden dabei oft überdurchschnittlich prägend empfunden und können bei günstigen Voraussetzungen über Stunden hinweg angeregt und sehr lustvoll ausgelebt werden.

Methamphetamin-Base – in Europa so gut wie unbekannt – wird zumeist auf einer über einem Glas Wasser gespannten und gelochten Aluminiumfolie geraucht. Die übliche Dosis liegt anfänglich bei 30 bis 50 Milligramm. Dauergebraucher erhöhen die Dosis auf bis zu 100 Milligramm und mehr. Die Wirkung setzt nach wenigen Sekunden ein, dauert etwa eine Viertelstunde an und klingt dann über mehrere Stunden hinweg langsam ab. Diese Konsumart hinterlässt klebrige Rückstände in der Lunge und gilt (besonders bei häufiger Applikation) als äußerst ungesund.

3.2.4 Unterschied zwischen Amphetamin und Methamphetamin

Amphetamin (Handelsnamen: Benzedrin®, Dexedrin®) wurde in der ersten Hälfte des letzten Jahrhunderts vor allem als Nasenspray zur Linderung von Schnupfen verkauft, später dann auch als Asthmamittel verwendet, da Amphetamin die Bronchalmuskulatur entspannt. Zudem wurde Amphetamin als Appetitzügler und zur Behandlung der Narkolepsie (plötzliche Schlafanfälle aufgrund von einem meist kurz dauernden, unvermittelt und anfallartig auftretenden, unwiderstehlichen Schlafdrang, der häufig auf einer Störung im Zentralnervensystem beruht) eingesetzt. In Deutschland ist Amphetamin nicht mehr als Fertigarzneimittel erhältlich, kann jedoch vom Arzt auf einem Betäubungsmittelrezept verschrieben werden. In einigen Ländern (u.a. USA) wird Amphetamin heute noch häufig bei Kindern zur Linderung von Aufmerksamkeitsdefiziten und Hyperaktivitätsstörungen verschrieben wie auch zur Behandlung der Narkolepsie.

Methamphetamin (Handelsnamen: Pervitin®, Isophen®) fand früher vor allem als Weckamin (Wachhaltemittel) medizinische, insbesondere militärmedizinische Anwendung. Die Wirkung von Methamphetamin ist stärker (etwa fünfmal so stark) und dauert länger als die von Amphetamin.

Die Wirkung von Methcathinon (Handelsname: Ephedron®) ist nochmals etwa um die Hälfte stärker als die von Methamphetamin. Methcathinon wurde früher vor allem in der Sowjetunion als Psychopharmakon zur Behandlung von Depressionen eingesetzt. In Deutschland ist Methcathinon nie als Arzneimittel zugelassen worden und ist heute weder verkehrsfähig noch verschreibungsfähig.

3.2.5 Hinweise zur Dosierung

Amphetamin (Handelsnamen: Benzedrin®, Dexedrin®) wurde früher in Pillen mit jeweils 5 mg respektive 10 mg vertrieben. Je nach Indikation wurde gemäß Beipackzettel die Einnahme von einer bis drei Pillen pro Tag, das heißt maximal 30 mg pro Tag, empfohlen. Methamphetamin (Handelsnamen: Pervitin®, Isophen®) wurde in Pillen mit jeweils 3 mg Wirkstoff angeboten. In der Gebrauchsanweisung für das *„zentrale Analeptikum mit langanhaltender Kreislaufwirkung"* der Temmler-Werke (Hersteller von Pervitin®) hieß es:

> *„Man nehme höchstens 2 Tabletten. Tagwachen nehmen 1–2 Tabletten morgens, Nachtwachen 1–2 Tabletten abends, um Schlaflosigkeit zu erhalten; die Wirkungsdauer beträgt mehrere Stunden. Benutzung nur von Fall zu Fall!"*

Als optimale Dosierung zum Wachhalten für Klinikpersonal wurde die Gabe von 1–3 Tabletten pro Tag ermittelt, was einer Tagesdosis von 3–9 mg Methamphetamin entsprach. Eine Tagesdosis von 30 mg (10 Tabletten) konnte im Selbstversuch nicht länger als drei Tage durchgehalten werden, ja bei 30 mg bei einmaliger Dosierung wurde seinerzeit (1939) die Schwelle zum toxischen Bereich angesiedelt.[29]

Gemäß der Verordnung zur Änderung der Verordnung über das Verschreiben Betäubungsmittel enthaltender Arzneien und ihre Abgabe in den Apotheken vom 25. Oktober 1961 (BGBl. I S. 1915) wurde für die Verschreibung von Amphetamin eine tägliche Höchstmenge von 200 mg, von Methamphetamin eine solche von 100 mg festgesetzt. Dies entspricht einer Monatsration von sechs Gramm Amphetamin respektive drei Gramm Methamphetamin pro Monat. In der 1. BtMÄndV[30] vom 6. August 1984 (am 1. September 1984 in Kraft getreten) wie auch in der 4. BtMÄndV vom 23. Dezember 1992 (in Kraft gertreten am 31. Januar 1993) wurden diese Höchstmengen bestätigt. Erst mit der 10. BtMÄndV[31] vom 20. Januar 1998 (in Kraft getreten am 1. Februar 1998) wurde die pro Monat verschreibbare Höchstmenge von Amphetamin um den Faktor zehn von sechs Gramm auf 600 mg herabgesetzt, was einer täglichen Dosis von 20 mg entspricht. Da in dieser Verordnung keine Angabe zu Methamphetamin gemacht wurde, durfte ein Arzt immer noch 100 mg Methamphetamin pro Tag an einen Patienten verschreiben, also fünfmal mehr, als er Amphetamin verschreiben darf. Methamphetamin ist in Deutschland erst seit dem 1. März 2008 aufgrund der 21. BtMÄndV[32] vom 18. Februar 2008 (BGBl. I S. 246) nicht mehr verscheibungsfähig, da Methamphetamin von Anlage III (verkehrsfähige und verschreibungsfähige Stoffe) in Anlage II (verkehrsfähige, aber nicht verschreibungsfähige Stoffe) zu § 1 BtMG umgestuft wurde.

Da Amphetamin zumeist nur stark gestreckt auf dem Schwarzmarkt erhältlich ist, ist es nicht möglich, eine vernünftige Angabe zur Dosierung zu machen. Bei Methamphetamin, vor allem in kristalliner Form, kann von folgender Faustregel ausgegangen werden. Von der Annahme ausgehend, dass etwa 8 mg eine vernünftige Dosis sind, ist ein Gramm des kristallinen Pulvers siebenmal zu halbieren, da die Zahl 2 siebenmal mit sich selbst multipliziert 128 ergibt ($2^7 = 128$) und 1000 mg / 128 = 7,8 mg sind. Anders ausgedrückt heißt das, wenn man aus einem Gramm Methamphetamin etwa 128 Linien macht, dann hat man vernünftig dosiert. Macht man aus einem Gramm Methamphetamin jedoch nur etwa 30 Linien, das heißt, man halbiert das Gramm nur fünfmal ($2^5 = 32$, und 1000 mg / 32 = 31 mg), dann liegt man bereits in jenem Grenzbereich, den Mediziner als toxische Schwelle bezeichnen. Drei solche Linien entsprechen in etwa der Höchstmenge, die ein Arzt pro Tag verschreiben durfte.

Die Mengenangaben zu den Pharmaprodukten Pervitin® und Isophen® beziehen sich jeweils auf das Hydrochlorid (Methamphetamin-HCl), bei den Mengenangaben in den Betäubungsmittel-Verschreibungsverordnungen fehlen Hinweise, ob sich diese auf die Base oder das Hydrochlorid der jeweiligen Wirksubstanzen beziehen. Es gelten folgende Gewichtsverhältnisse (Massenverhältnisse):

100 mg Amphetamin-Base	= 127,0 mg Amphetamin-HCl
100 mg Amphetamin-HCl	= 78,7 mg Amphetamin-Base
100 mg Methamphetamin-Base	= 124,5 mg Methamphetamin-HCl
100 mg Metamphetamin-HCl	= 80,3 mg Methamphetamin-Base

Drei Milligramm Methamphetamin-HCl (Dosis einer Pervitin-Tablette) entsprechen somit 2,4 mg Methamphetamin-Base. Die Wirkstoffmengen von Amphetamin und Methamphetamin werden manchmal als freie Base und manchmal als Hydrochlorid (Hcl-Salz) angegeben. Die meisten Phenylalkylamine wie Amphetamin und Methamphetamin werden jedoch als HCl-Salz auf den Markt gebracht, da das freie Amin meistens nicht wasserlöslich ist und zudem einer schnelleren Zersetzung unterliegt.

Methcathinon ist prinzipiell geringer zu dosieren als Methamphetamin.

3.2.6 Risiken und Nebenwirkungen

Viele Konsumenten nehmen oft mehr als zwei oder drei Linien (Lines) an einem Abend oder innerhalb einer kurzen Zeitspanne und wundern sich später über merkliche körperliche Mangelerscheinungen und psychische Probleme. Die Erfahrung zeigt, dass sich jemand, der von Aufputschmitteln runterkommt, nicht sofort wieder *„wie normal"* fühlt. Die schönen euphorischen Gefühle, die ausgelöst wurden, können sich vor allem nach Dauerkonsum ins Gegenteil verkehren. Aggressionen, Depressionen, Verfolgungswahn (Paranoia), körperlicher und vor allem psychischer Verfall (seelische Kälte) und das Verlangen nach mehr durch Toleranzbildung prägen nicht selten die Zeit nach häufigem Konsum. Auch wer meint, seinen Konsum gut im Griff zu haben, ist nicht immer vor den unangenehmen Nebenwirkungen von Speed gefeit. Wenn man die Nebenwirkungen von Speed wie zum Beispiel Hypernervosität, Speed-Pickel, Auslösen von Psychosen, Herzschäden, Gliederschmerzen, Zahnschmerzen und Gereiztheit bei chronischem Konsum bedenkt, kann man, wenn man ehrlich zu selbst ist, die Tatsache nicht leugnen, dass Speed eine stark auszehrende Wirkung hat.

Es ist keine gute Idee, nach einem durchgefeierten Partywochenende seine *„Montagsdepressionen"* durch Speed kompensieren zu wollen. Man begibt sich damit in die Gefahr, den Drogenkonsum in den Alltag zu verschleppen und sich von Speed psychisch abhängig zu machen.

3.2.7 Speed und Medikamente

Sowohl vor als auch nach dem Konsum von Speed sollten weder Sympathomimetika noch Beta- Blocker eingenommen werden. MAO-Hemmer und trizyklische Antidepressiva sind unter anderem wegen der Gefahr exzessiver Blutdrucksteigerungen ebenfalls kontraindiziert.[33] Da Efavirenz (Handelsname: Sustiva®, in Österreich Stokrin®), ein HIV-Medikament, auch psychoaktiv wirkt – besonders in den ersten Einnahmewochen –, sollte man in dieser Zeit keine Amphetamine einnehmen, da diese Substanzen sich in ihrer Wirkung gegenseitig verstärken und psychische Krisen (bis hin zu Psychosen und Suizid) verursachen können.[34]

3.2.8 Konsum bei Schwangerschaft

Nehmen Frauen in den ersten Wochen der Schwangerschaft Amphetamine ein, besteht für den Fetus die Gefahr, dass Herzmissbildungen und andere Malformationen (Missbildungen) auftreten.

3.2.9 Safer Use

Minimalregeln zur Risikovermeidung für (Meth)-Amphetamin-User

Überdosierungen sind durch den stark variierenden Wirkstoffgehalt sehr schnell möglich. Daher gilt:

- Niedrig dosieren! Vor der Einnahme (besonders bei Methamphetamin) sollte man sich überlegen, wie lange man wach sein will – jede Party geht einmal zu Ende ...

- Bei häufigem Gebrauch Vitamin C und D sowie Mineralien (Eisen, Kalzium und Magnesium) zu sich nehmen.
- Beim Schnupfen keine scharfkantigen Schnupfröhrchen (abgeschnittene Kunststoffstrohhalme, gerollte – frisch aus dem Automaten gezogene – Geldscheine) benutzen, um die Nasenschleimhäute nicht zu verletzen.
- Schnupfröhrchen nicht weiterreichen, sondern nur alleine brauchen, um die Gefahr der Übertragung von ansteckenden Krankheiten (Herpes, Hepatitis C) auszuschließen.
- Man sollte stets darauf achten, Konsumpausen einzulegen, um seinem Körper die nötige Erholung zu geben.

Zum Thema *„Safer Sniffing"* (sicherer Schnupfen) siehe auch Abschnitt 3.3.8 *„Kokain – Safer Use"*.

3.3 Kokain (Koks, Schnee, Freebase, Crack)

3.3.1 Substanz

Kokain (Koks, Schnee, Freebase, Crack) ist das Hauptalkaloid der Kokastraucharten *Erythroxylon coca* und *Erythroxylon novogranatense*. Das Tropan-Alkaloid Kokain ist mit dem Atropin verwandt.[35] Im Jahr 1860 isolierte Albert Niemann im Friedrich Wöhler Laboratorium in Göttingen das Hauptalkaloid aus der Kokapflanze und gab ihm den Namen *Kokain*.[36] Es ist allerdings umstritten, ob Niemann tatsächlich als erstes die Isolation von Kokain gelungen ist. Diese Leistung wird auch dem deutschen Chemiker Friedrich Gädcke zugeschrieben, der schon 1855 einen Stoff, den er *Erythroxylin* nannte, aus dem Kokastrauch isoliert haben soll.[37] Auch dem an der Universität Pavia lehrenden Neurologen und Pathologen Paolo Mantegazza soll dies bereits im Jahre 1858 (nach anderen Quellen im Jahr 1859) gelungen sein.[38] Bei seiner mehrjährigen Tätigkeit als Arzt in Südamerika beobachtete Mantegazza die Gewohnheit der einheimischen Kokabauern, die Blätter der Kokasträuche zu kauen. Im *„Dienst der Wissenschaft"* begann er es ihnen nachzutun – mit drei Tagesdosen von je drei Gramm Kokablättern. 1859 publizierte er die Schrift *Sulle virtù igieniche e medicinali della coca e sugli alimenti nervosi in generale (Über die hygienischen und medizinischen Vorzüge des Koka und die Nervennahrung im Allgemeinen)*, für die er eine Auszeichnung erhielt und die sowohl in Italien wie auch im Ausland für großes Aufsehen sorgte. Aufgrund der Tatsache, dass Mantegazza in seinen Schriften zwischen *coca* und *cocaina* unterscheidet, wird vermutet, dass er bereits 1859 das Alkaloid Kokain aus den Kokablättern extrahiert und selbst eingenommen hatte.

Ab 1879 wurde Kokain verwendet, um Morphinabhängigkeit zu behandeln. Im selben Jahr entdeckte Vassili von Anrep an der Julius-Maximilians-Universität Würzburg die schmerzstillende Wirkung des Kokains. Um 1884 kam es als lokales Anästhetikum in Deutschland in klinischem Gebrauch. Im Jahr 1898 beschrieb der spätere Nobelpreisträger Richard Martin Willstätter während seiner Doktorarbeit an der Universität München erstmalig die Molekularstruktur von Kokain (wie auch von Atropin)[39] und synthetisierte mit D. Wolfes und H. Mäder 1923 erstmals die Reinsubstanz Kokain.[40] Kokain ist einerseits ein Lokalanästhetikum und andererseits ein Stimulans mit euphorisierender Wirkung. Chemisch gesehen ist Kokain der Methylester des benzoylierten Ecgonins und hat folgende Bezeichnungen:

Kokain (Cocain)	= Benzylekgoninmethylester, auch: Benzylecgoninmethylester = Methyl[3β-(benzoyloxy)tropan-2β-carboxylat] = 3β-Benzoyloxy-2β-tropancarbonsäuremethylester = 3-Benzoyloxy-8-methylazabicyclo[3.2.1]octan-2-carbonsäuremethylester

Kokain ist ein fast transparentes, weißlich erscheinendes, kristallines Pulver, das geschnupft, injiziert oder (in basischer Form) geraucht werden kann. Unter „Koks“ versteht man im Allgemeinen das Hydrochlorid des Kokains (Kokain-HCl), das zumeist geschnupft wird. Kokain-HCl ist nicht nur wasserlöslich, sondern zieht Feuchtigkeit aus der Luft an und löst sich in dieser sukzessive auf. Deshalb sollte Kokain-HCl in trockenen geschlossenen Gefäßen aufbewahrt werden. Kokain schmeckt bitter und hinterlässt am Zahnfleisch, auf der Zunge und auf den Lippen vorübergehend ein taubes Gefühl (Lokalanästhetikum).

Kokainhydrochlorid (Kokain-HCl) ist nicht rauchbar, da der eigentliche Wirkstoff des Kokains in dieser Form bei der Verdampfungstemperatur zerfällt. Zur Lösung dieses Problems wird das Hydrochlorid (HCl) chemisch in basische Form umgewandelt, zum Beispiel indem man das Kokain mit Ammoniak versetzt. Hierzu gießt man eine Ammoniak-Lösung in die Kokain-Hydrochlorid-Lösung und erhält eine Ammoniumchlorid-Lösung und darauf schwimmend die wasserunlösliche (hydrophobe) Kokain-Base. Die freie Kokain-Base, *„Free Base"* genannt, muss jetzt nur noch abgetrennt respektive abgeschöpft werden.

Heutzutage wird das Kokain auch häufig mit etwas Wasser und Backpulver (Natriumhydrogencarbonat) versetzt. Beim Kochen der Lösung schäumt das Gemisch aus Kochsalz (NaCl) und Kokain-Hydrogencarbonat in großen Brocken auf. Während dieses Verfahrens findet ein Ionentausch statt. Aus dem Kokain-Hydrochlorid als Ausgangssubstanz entsteht das *„Crack"* als ein Gemisch aus Kochsalz und Kokain-Hydrogencarbonat, das Wasser verdampft bei diesem Prozess. Der Name *„Crack"* ist zurückzuführen auf das Knacken, das beim Verbrennen der kleinen Klumpen entsteht. Crack sind Kristallkörner (*„Rocks"*), welche bei 96 °C mit knackendem (*to crack*) oder knisterndem (*to crackle*) Geräusch als freie Base verdampfen. *„Crack"* enthält deutlich mehr Verunreinigungen als *„Free Base"*.[41]

Vorsicht: Stark schwankende Reinheitsgehalte erschweren die Dosierung

Im Straßenhandel zeigt sich in den letzten Jahren eine signifikante Erhöhung des Wirkstoffgehaltes von Kokain. Vor zwei Jahrzehnten pendelte der Wirkstoffgehalt von im Kleinhandel angebotenen Kokain in Deutschland gemäß Jahresbericht der Deutschen Beobachtungsstelle für Drogen und Drogensucht (DBDD)[48] zwischen 40 und 50 Prozent. Nach der Jahrtausendwende sank der Wirkstoffgehalt bis zum Jahr 2006. Kokain kam damals mit einem

Wirkstoffgehalt von durchschnittlich 24,6 Prozent in den Handel. Seitdem hat sich der Wirkstoffgehalt mehr als verdreifacht und lag im Jahr 2017 bei durchschnittlich 78,4 Prozent. Die Daten für das Jahr 2017 wurden am 7. Dezember 2018 veröffentlicht.

In der Schweiz lag im Jahr 2017 der Wirkstoffgehalt von Kokain gemäß Drug-Checking-Programm von Saferparty in Zürich bei durchschnittlich 78,8 Prozent. Für die Schweiz stellte dieser Wert im Zeitvergleich einen Rekord dar, wie in dem Beitrag „Drogen: Mehr Stoff für weniger Geld" im TAZ-Blog Drogerie aufgezeigt wird.[49] Im ersten Halbjahr 2018 wurde ein weiter Rekord festgestellt. Der Wirkstoffgehalt lag gemäß Auswertung von Saferparty[50] in diesem Zeitraum bereits bei 79,5 Prozent. Da die Entwicklung bezüglich der Wirkstoffgehalte von Kokain in Deutschland ähnlich verläuft wie in der Schweiz, kann man davon ausgehen, dass auch in Deutschland Kokain im Straßenhandel im Jahr 2018 im Schnitt einen höheren Wirkstoffgehalt hatte als im Jahr 2017. Kokainkonsumenten sollten deshalb beachten, dass zum Ziehen gelegte Linien in der altgewohnten Größe heute nach dem Konsum oft eine wesentlich stärkere Wirkung entfalten, als dies noch vor ein paar Jahren der Fall war. Anders ausgedrückt, das Risiko, beim Konsum von Kokain eine Überdosierung mit unangenehmen Nebenwirkungen zu erwischen, ist größer geworden.

Kokainhydrochlorid gilt als Leistungs- und Egodroge. Von Rednern, Schauspielern und Artisten aller Art wird Kokain zur Überwindung von Unsicherheiten eingenommen.[42] Kokain erhöht die Konzentration des körpereigenen Botenstoffes (Neurotransmitters) Dopamin in synaptischen Spalten zwischen den Nervenzellen (durch eine Blockade der Wiederaufnahme in die Nervenzellen). Dopamin steht im Zentrum des Belohnungssystems des Gehirns, das heißt, es löst eine Reihe von Gehirnfunktionen aus, die mit angenehmen Gefühlen in Verbindung stehen, wie sie beim Essen, Trinken, Sex und bei sozialer Anerkennung empfunden werden.[43]

Kokain ist im Urin bis zu drei Tagen nach dem Konsum nachweisbar.

3.3.2 Wirkung

Schon nach dem ersten Kokaingebrauch verschwinden oft sowohl körperliche wie auch psychische Schmerzen, und es stellt sich ein Zustand des Wohlbehagens ein, der später nicht selten einer Verstimmung (Unbehagen) Platz macht, welche wiederum nur zu leicht durch die Einnahme einer erhöhten Kokaindosis beseitigt wird. Das Kokain wirkt in Folge einer „Lähmung der Hemmungen" erregend, es verursacht Bewegungsdrang, erhöhte Neigung zum Reden, Schreiben, Musizieren, Tanzen – deshalb ist es, ähnlich wie der Alkohol, ein ‚soziales Gift'. Beim eigentlichen Kokainrausch geht oft jede Selbstkritik verloren. Der Kokainist glaubt, der gescheiteste, stärkste und beste aller Menschen zu sein.[44]

Die euphorisierende Wirkung von Kokain bei mäßigem und nicht zu häufigem Gebrauch veranlasste die Weltgesundheitsorganisation (WHO) dazu, Kokain als den Prototyp eines euphorischen Stimulans zu charakterisieren. Kokain mindert Müdigkeit, Hunger und Durst und verleiht ein Gefühl der Euphorie und Stärke. Man fühlt sich nahezu unschlagbar. Kokain wirkt stark anregend und gibt einem das erhabene Gefühl, überaus dynamisch, kreativ und leistungsfähig zu sein. Durch Kokain wird das Gehirn belohnt, ohne dass es sich die Konsumenten vorher verdienen müssen. Darum besteht immer die latente Gefahr, dass bei häufigem Kokaingebrauch das Sozialverhalten verlernt wird. Dauerkokser werden nicht ohne Grund häufig als unsensibel, aggressiv und asozial erlebt. Zudem können die Nebenwirkungen bei einem Dauerkonsum äußerst unangenehm sein: Gewöhnung, starke psychische Abhängigkeit, stetige Gereiztheit und erhöhte Aggressivität. Beim Absetzen der Droge nach Dauerkonsum kommt es nicht selten zu Depressionen, psychotischen Zuständen und intensiven Aggressionen.

Kokain hat eine tückische Eigenschaft, denn bei gelegentlichem Konsum erleben viele in den ersten zwei bis drei Jahren vorwiegend nur die positiven Seiten der Droge und glauben darum, sie könnten gut mit dieser Droge umgehen. Vermutlich gibt es jedoch weit weniger Menschen, als die meisten Kokaingebraucher glauben, die auf Dauer mit Kokain so umgehen können, dass keinerlei Probleme entstehen.[45]

In der Medizin wird Kokain als Lokalanästhetikum verwendet. Bei örtlicher Applikation verhindert Kokain für 20 bis 30 Minuten die Bildung und Übertragung von Nervenimpulsen (verhindert Entstehung und Übertragung von Schmerz) und wirkt zudem blutgefäßverengend.

„Crack" und „Free Base" werden geraucht. Die Dosierungen liegen zwischen 50 und 250 Milligramm. Die Wirkung setzt nach einer halben Minute ein und hält für fünf bis zehn Minuten an.

3.3.3 Unterschied zwischen Kokain-HCl und Kokain-Base

Kokain-Hydrochlorid wird zumeist geschnupft (nasale Applikation). Der Wirkstoff wird durch die Nasenschleimhäute aufgenommen. Die mittlere Dosis liegt zwischen 40 und 60 Milligramm. Dauergebraucher benötigen jedoch deutlich größere Dosierungen, die bis zu 100 Milligramm und mehr pro Nase betragen können. Bei der nasalen Applikation wird Kokain-HCl nur teilweise resorbiert, da das Kokain die Nasenschleimhäute nicht leicht durchdringen kann. Zudem verengt Kokain die Blutgefäße und begrenzt dadurch seine eigene Resorption. Nasal appliziert werden nur 20 bis 30 Prozent des Wirkstoffes vom Körper aufgenommen. Vorsicht: Dosierungen, die im Verhältnis zur Verträglichkeit deutlich zu hoch angesetzt werden, können zu Kreislaufkomplikationen führen. Die Wirkung setzt nach zwei bis drei Minuten ein und dauert etwa eine halbe Stunde. Kokain-HCl kann nicht geraucht werden, da der Wirkstoff sich in der Hitze zersetzt.

Kokain-HCl kann auch geschluckt werden (orale Applikation), wobei hier der Wirkstoff vor allem im Dünndarm vom Körper aufgenommen wird. Die Wirkung setzt nach 10 bis 30 Minuten ein und dauert maximal zwei Stunden. Kokain-HCl kann zudem auch intravenös gespritzt werden, hier tritt die Wirkung nach 30 bis 45 Sekunden ein und dauert nur wenige bis maximal 15 Minuten an.

Kokain-Base (Crack, Free Base) ist nicht wasserlöslich und wird im Allgemeinen geraucht. Die Wirkung setzt nach weniger als 10 Sekunden ein und dauert nur kurz, etwa drei bis maximal 10 Minuten. Das Rauchen von Kokain-Base führt aufgrund der kurzen psychotropen Wirkungsdauer öfters und vor allem schneller in eine stoffgebundene Abhängigkeit als der nasale Gebrauch von Kokain-HCl.[46]

3.3.4 Hinweise zur Dosierung

Kokain ist sowohl als Hydrochlorid als auch (seltener) als Base auf dem Schwarzmarkt erhältlich. Kokain-HCl wird vornehmlich geschnupft, seltener gegessen oder gespritzt. Die freie Base wird geraucht. Es gelten folgende Umrechnungswerte bezüglich des reinen Wirkstoffgehaltes:

100 mg Kokain-Base	= 111,9 mg Kokain-HCl
100 mg Kokain-HCl	= 89,4 mg Kokain-Base

Je nach Art der Einnahme von Kokain ist der Beginn der Wirkung sowie die Dauer derselben stark unterschiedlich ausgeprägt. Die folgende Tabelle zeigt einen Vergleich der durchschnittlichen Zeiten bis zum Wirkungseintritt und der Dauer der Wirkung wie auch die dazu benötigte mittlere Dosierung. Bei der intravenösen Applikation gelangt fast die gesamte Wirkstoffmenge ins Gehirn, bei allen anderen Applikationsarten sind es etwa nur 25% (+/- 5%).[47]

Applikationsart	Zeit bis zum Wirkungseintritt	Dauer der Wirkung	Mittlere akute Dosierung
Schlucken von Kokain-HCl	10–30 min	45–90 min	100–200 mg
Schnupfen von Kokain HCl	2–3 min	30–45 min	40–60 mg*
Spritzen (i.v.) von Kokain-HCl	30–45 sec	10–20 min	20–50 mg
Rauchen von Koka-Paste	8–10 sec	5–10 min	60–250 mg
Rauchen der freien Base	8–10 sec	5–10 min	250–1000 mg
Crack rauchen	8–10 sec	5–10 min	250–1000 mg

* Dosierungsangabe für Gelegenheitskonsumenten. Dauerkonsumenten schnupfen nicht selten 100 mg und mehr.
Kokain verengt die Blutgefäße und begrenzt dadurch seine eigene Resorption.

3.3.5 Risiken und Nebenwirkungen

Die Verbreitung des Konsums von Kokain war zahlenmäßig schon immer schwer zu erfassen. Bekannt ist jedoch, dass beispielsweise in Berlin in den (goldenen) 20er Jahren des letzten Jahrhunderts der Genuss von Kokain in nahezu allen Gesellschaftsschichten sehr beliebt war. Durch die Sitte des geselligen Gebrauchs von Kokain bildete sich in Berlin eine regelrechte Kokainszene, die mehrere Tausend Personen (Dauerkonsumenten) zählte. Hinzu kamen Tausende von Gelegenheitskonsumenten, die vornehmlich an Wochenenden Kokain schnupften. Da das Schnupfen von Kokain weniger gesundheitsschädlich ist als die intravenöse Applikation und Kokain seinerzeit vornehmlich geschnupft wurde, relativierten die Ärzte die Gefahren des Kokainkonsums und stellten fest, dass die nasale Applikation von Kokain bis auf seltene Ausnahmen nicht zur Entwicklung einer Kokainpsychose führe. Eine gesundheitliche Dauerschädigung bedingt durch gelegentlichen Konsum konnte nicht beobachtet werden.[48] In den Krankenhäusern in Berlin tauchten trotz des weit verbreiteten Gebrauchs von Kokain kaum Kokainisten auf. So verzeichneten die großen öffentlichen Krankenhäuser in Berlin im Jahr 1924 mit 41 Patienten den Höchststand der registrierten Kokainisten, danach nahm die Zahl wieder ab.[49]

Akute Nebenwirkungen

Die Anzeichen einer akuten Überdosierung sind Blutdruckanstieg durch Gefäßverengung, Erhöhung der Pulsfrequenz, Pupillenerweiterung sowie Hitzewallungen (Hyperthermie) in Abwechslung mit Schüttelfrost. Oft beobachtete Folgen einer Kokain-Überdosierung sind Unruhe, Nervosität und Angst, wobei letztere manchmal in aggressives Verhalten münden kann. Eher selten kommt es auch zu Wahrnehmungstäuschungen (Halluzinationen). Bei hohen Überdosierungen kann es zu deliranten Zuständen und toxische Psychosen kommen und bei extrem hohen Überdosierung auch zu einem Versagen des Herzkreislaufsystems sowie zum Tod durch eine zentrale Atemlähmung – letzteres vor allem nach dem Rauchen der freien Base.

Nebenwirkungen nach chronischer Anwendung (Dauerkonsum)

Menschen mit Selbstwertproblemen tragen ein besonders großes psychisches Abhängigkeitsrisiko. Bei Dauerkoksern verstärken sich mit zunehmendem Kokainkonsum die Nebenwirkungen:

- Schädigung der Nasenschleimhaut und Durchbruch (Perforation) der Nasenscheidewand durch kontinuierliches Schnupfen,
- Atemwegserkrankungen nach kontinuierlichem Rauchen von Kokain-Base,
- Herz-Kreislauf-Schäden durch permanente Gefäßverengung (Blutdruckanstieg),
- Psychische Störungen wie Stimmungsschwankungen, Schlafstörungen, Gereiztheit, Aggressionsausbrüche und unbegründete Ängste (Paranoia),
- Veränderung des Bewegungsverhaltens wie Hyperaktivität, nervöse Zuckungen und stereotype Bewegungen,
- Körperlicher Abbau, der sich in Symptomen manifestiert wie Krampfanfälle, Zittern, Leberschäden, Herzrhythmusstörungen und im Extremfall Herzinfarkt oder Hirnschlag.

Der psychische Entzug bei Kokainabhängigen manifestiert sich durch schwere Depressionen, begleitet von der Unfähigkeit, Lust zu empfinden. Es gibt kein Substitutionsmittel für Kokain.

3.3.6 Kokain und Medikamente

Die Wechselwirkungen mit MAO-Hemmern führen zu einem starken Blutdruckanstieg, der mitunter tödlich verlaufen kann. Sympathomimetika, Beta-Blocker und trizyklische Antidepressiva sind unter anderem wegen der Gefahr exzessiver Blutdrucksteigerungen ebenfalls kontraindiziert.

Efavirenz (Handelsname: Sustiva®, in Österreich Stokrin®) ist ein HIV-Medikament, das besonders in den ersten Einnahmewochen psychoaktiv wirkt . Deshalb sollte man in der Zeit der Einnahme von Efavirenz kein Kokain konsumieren, da diese Substanzen sich in ihrer Wirkung gegenseitig verstärken und psychische Krisen (bis hin zu Psychosen und Suizid) verursachen können.[50]

3.3.7 Konsum bei Schwangerschaft

Häufiger Konsum von Kokain während der Schwangerschaft verringert das Geburtsgewicht deutlich und erhöht zudem die Rate an Totgeburten und kongenitalen Missbildungen.

3.3.8 Vorsicht – Verunreinigungen!

In der Schweiz enthielten im ersten Halbjahr 2018 etwa 30 Prozent aller analysierten Kokainproben Streckmittel. Ein Großteil davon enthielt das Mittel gegen Wurmbefall Levamisol (21 Prozent der Proben).

Früher wurden dem Kokain häufig die in Apotheken frei verkäuflichen und im Vergleich zu Kokain sehr billigen Lokalanästhetika Lidocain und Tetracain zugesetzt. Heute ist das nur noch selten der Fall – bei etwa 2 Prozent der Proben. Durch Streckmittel erhöht sich die Gewinnspanne der am Handel beteiligten Akteure. Einer der Hauptgründe für den häufigen Lidocainverschnitt liegt in der lokalanästhetischen Wirkung dieses Stoffes, durch den beispielsweise beim Zungentest Kokain leicht vorgetäuscht werden kann. Besonders problematisch ist Lidocain- oder Tetracainverschnitt, wenn Kokain weder geschnupft noch geraucht, sondern intravenös injiziert wird. Allein in Berlin waren in den Jahren 1995 bis 1998 insgesamt 46 Todesfälle im Zusammenhang mit Lidocain und 13 weitere Todesfälle durch Tetracain zu verzeichnen, bei denen sehr hohe Blutkonzentrationen von Lidocain- und Tetracain-Metaboliten ursächlich beziehungsweise maßgeblich als Todesursache festgestellt wurden.[60]

Im November und Dezember 2004 war in Europa ein Kokain-Atropin-Gemisch, das als besonders hochwertiges Kokain zu überhöhten Preisen angeboten wurde, im Umlauf. In mehreren

Ländern der Europäischen Union (Belgien, Frankreich, Italien, Niederlande) wurden insgesamt 57 Personen aufgrund des Konsums dieses Gemisches mit Vergiftungserscheinungen in Krankenhäuser eingeliefert. Eine Person ist nach dem Konsum dieses Gemisches gestorben. Atropin bewirkt eine Beschleunigung des Pulsfrequenz, das Auftreten von Herzrhythmusarrhythmien (unregelmäßiger Pulsschlag), das Auftreten einer Peristaltikhemmung (Verhinderung der Weiterleitung der Nahrung im Magen und im Darm), das Auftreten von Spasmolysen (Krämpfe) im Mastdarm und in der Blase wie auch im Bereich der Bronchien, eine Hemmung der Speichel- und Schweißsekretion und eine Erweiterung der Pupillen in Verbindung mit einer Steigerung des Augeninnendrucks.[52] In der Lombardei und am Gardasee (Italien) wurden im Juli 2007 mehrere Dutzend Personen mit schweren Halluzinationen aufgrund des Konsums eines Kokain-Atropin-Gemisches in Krankenhäuser eingeliefert. Eine Person verstarb nach dem Konsum dieses Gemisches.

Phenacetin ist ein Aminophenol-Derivat und wurde zur Schmerzbehandlung und Fiebersenkung verwendet. Da Phenacetin bei häufigem hochdosierten Konsum nierenschädigend (Phenacetin-Niere) sowie das Risiko von Harnleiter- und Blasenkrebs (karzinogene Wirkung) erhöht ist, wurde dieses Arzneimittel 1986 in Europa aus dem Verkehr gezogen. Phenacetin kann in hohen Dosen auch Erregung und Euphorie auslösen und wird wohl deshalb als Kokainstreckmittel eingesetzt.

Levamisol ist derzeit das am häufigsten in Kokainproben nachgewiesene Streckmittel. Im ersten Halbjahr 2018 enthielten etwa 21 Prozent aller untersuchten Kokainproben in der Schweiz das Streckmittel Levamisol. In den Jahren 2014 und 2015 waren es noch jeweils etwa 75 Prozent.

Levamisol wird in der Tiermedizin gegen Wurmbefall eingesetzt. Es wurde ursprünglich als Mittel gegen Fadenwürmer (Anthelminthikum) genutzt, wird aber seit 2004 wegen unerwünschter Arzneimittelwirkungen nicht mehr in der Humanmedizin eingesetzt. Häufige akute Nebenwirkungen sind Erbrechen und Durchfall, die Verdauung kann auch am Folgetag noch gestört sein. Zudem können allergische Reaktionen (Atemnot, Hautausschläge, Anschwellung der Lippen, Zunge oder des Gesichts), Störungen des Nervensystems (Taubheitsgefühl bis zu Bewusstlosigkeit, starke Müdigkeit) sowie Sprechprobleme auftreten.

Die gefährlichsten Nebenwirkungen sind die aplastische Anämie, die Agranulozytose und die Vaskulitis. Erstere führt durch einen Mangel an weißen Blutkörperchen zu einer stark reduzierten Abwehr gegen schwere Infektionen (Immunschwächung). Die Agranulozytose ist eine starke Verminderung der Granulozyten einer Untergruppe der weißen Blutkörperchen. Die Vaskulitis führt durch Verschluss kleiner Blutgefäße zum Absterben (Nekrosen) von Hautarealen. Eine weitere Gefahr droht durch den Abbau von Levamisol zu Aminorex (amphetaminähnliche Substanz) im menschlichen Körper; Aminorex musste als Appetitzügler vom Markt zurückgezogen werden, da es zu pulmonaler Hypertonie (lebensgefährlichem Lungenhochdruck) führte. Dieses Risiko kumuliert sich bei einer wiederholten Einnahme von Aminorex. Der Lungenhochdruck stellt sich dabei nicht akut während des Konsums ein, sondern kann sich unter Umständen erst nach einigen Monaten in zunehmend eingeschränkter körperlicher Leistungsfähigkeit, Kreislaufstörungen und Müdigkeit äußern. Symptome wie Schüttelfrost, Infektionen in Bereichen der Atemwege, Analgegend, Hals, etc. können im Zusammenhang mit der Einnahme von Levamisol stehen. Diese müssen ärztlich begleitet und mit Antibiotika behandelt werden.

Levamisol wird als Streckmittel verwendet, da es die Wirkung von Kokain sowohl verstärkt als auch verlängert.

3.3.9 Safer Use

Um herauszufinden, ob es sich bei einem Pulver eventuell um Kokain handelt, ohne es gleich in wirksamer Dosierung konsumieren zu müssen, wird der betäubende Effekt des Kokains als Hinweis herbeigezogen. Eine kleine Menge Kokain bewirkt auf dem Zahnfleisch oder auf der Zunge aufgetragen eine örtliche

Betäubung, welche ein paar Minuten anhält. Bei Amphetamin und bei Methamphetamin stellt sich keine solche Betäubung ein, wenn es in gleicher Weise aufgetragen wird. Bei den Lokalanästhetika Lidocain oder Tetracain, die keine psychotrope (psychoaktive) Wirkung auslösen, stellt sich jedoch ebenfalls eine solche Betäubung ein. Mit dem sogenannten *„Zungentest"* kann also lediglich festgestellt werden, ob die Substanz ein Lokalanästhetikum ist oder nicht, es kann jedoch nicht festgestellt werden, ob es sich tatsächlich um Kokain handelt.

Minimalregeln zur Risikovermeidung für Kokain-Gebraucher – Safer Sniffing

- Es gibt kein Gegenmittel! Daher: Niedrig dosieren!
- Hohe psychische Abhängigkeitsgefahr, die meistens unterschätzt wird: Man sollte immer wieder einmal Konsumpausen einlegen, auch (oder vor allem!) wenn es einem schwer fällt!
- Die Linien (*Lines*) müssen gut vorbereitet werden. Die Substanz ist – bevorzugt auf einem sauberen, frisch polierten Spiegel oder auf einer anderen trockenen, glatten Oberfläche – zu einem möglichst feinen Pulver zu zerkleinern. Je feiner das Puder ist, desto geringer ist das Risiko, dass größere Partikel der Substanz in den Nasenhaaren hängen bleiben oder anhaften und in der Folge die Nasenschleimhäute schädigen können.
- Das Röhrchen sollte sauber sein und keine scharfen Kanten haben. Gerollte Banknoten sind nicht empfehlenswert, denn Banknoten sind nicht nur oft äußerst schmutzig, sondern sind auch mit sehr giftigen Farben bedruckt. Die Farben des 10-Euro-Scheins enthalten beispielsweise zinnorganische Verbindungen wie Tributylzinn (TBT), Mono- und Dibutylzinn sowie Monooktylzinn. Zinnorganische Verbindungen sind sehr giftig, bereits unvorstellbar kleine Mengen genügen, um das Immun- und Hormonsystem zu beeinträchtigen. Daher sollte man diese ‚coole' Methode, die oft in Filmen gezeigt wird, lieber

vergessen und sich besser für jeden Sniff ein neues Röhrchen aus einem sauberen Stück Papier rollen. Auch Kunststoffstrohhalme sind ungeeignet, besonders, wenn die Strohhalmstücke mit einem Messer abgeschnitten wurden, da die Schnittstellen oft äußerst scharfkantig sind und so die Gefahr besteht, sich mit dem Schnupfrohr in der Nase zu verletzen.

- Bei der Verwendung scharfkantiger Röhrchen zum Schnupfen (neue gerollte Geldscheine, Strohhalme aus Kunststoff) kann es zu kleineren Verletzungen an den Nasenschleimhäuten kommen. Dabei können geringfügige Blutspuren am Röhrchen haften bleiben. Wird beispielsweise beim Schnupfen der gleiche gerollte Geldschein von mehreren Personen gebraucht, besteht Infektionsgefahr! Weitere Hinweise zu *„Safer-Sniffing"* (sicherer schnupfen), siehe: *www.eve-rave.net/abfahrer/presse/presse05-02-21.html*
- Ist ein Nasenloch blutig oder hat sich in einem Nasenloch ein Furunkel oder Karbunkel gebildet, sollte dieses Nasenloch auf jeden Fall von der Zuführung von Kokain verschont werden. Bei einem chronischen Schnupfen sollte generell auf die nasale Applikation von Kokain verzichtet werden, da die Gefahr von zusätzlichen Infektionen sowie der Bildung von Furunkeln als beträchlich respektive sehr groß angesehen werden muss.
- Eine zu häufige nasale Applikation von Kokain kann zur Schädigung der Riechschleimhaut führen und den Riechsinn beeinträchtigen. Da die betroffenen Personen dies zumeist nicht selbst bemerken (riechen), erfahren sie dies erst, wenn sie von anderen Personen auf ihren starken Körpergeruch oder auf ein Stinken in ihrer Wohnung aufmerksam gemacht werden. Jemanden, der regelmäßig schnupft, auf ein Stinken aufmerksam zu machen, ist keine Beleidigung, sondern ein konstruktiver Beitrag zur Erhaltung der Gesundheit. Wer regelmäßig schnupft und auf ein Stinken in seinem Umfeld aufmerksam gemacht wird, sollte für diesen Hinweis dankbar sein und eine Konsumpause einlegen. Riechzellen sind regenerationsfähig. Nach einer Konsumpause von wenigen Tagen

haben sich die Riechzellen in den meisten Fällen so weit regeneriert, dass die Beeinträchtigung nicht mehr besteht. Bei einer fortgesetzten und lang andauernden Schädigung der Riechzellen trifft dies allerdings nicht zu. Eine zu weit fortgeschrittene Nekrose der Riechschleimhaut ist unumkehrbar (irreversibel), das heißt, dass ab einem bestimmten Grad der Zerstörung der Riechschleimhaut eine Neubildung von Riechzellen nicht mehr möglich ist.

- Die Nase ist weit mehr als ein fleischiger Aufsatz im Gesicht mit zwei Löchern, durch welche die Atemluft strömt und in die man Schnupfröhrchen stecken kann. Die Nase hat vielfältige Funktionen, deren Beeinträchtigung zu einer spürbaren Minderung der Lebensqualität führen kann. Deshalb sollte jeder, der seine Nase zur Applikation von Substanzen nutzt, seine Nase pflegen. Zur Nasenpflege gehört beispielsweise das sorgsame Auftragen von reinen Naturölen mittels eines Wattestäbchens oder eines Papiertaschentuches. Dabei muss man das Öl in den Nasenhöhlen sanft verteilen und dabei auch die Region unterhalb der Nase nicht vergessen. Denn auch dort kann es beim Schnupfen zu lästigen Hautreizungen kommen. Herkömmliche Nasensprays oder Nasentropfen sind nicht unbedingt zu empfehlen, da viele dieser Mittel zu einer Austrocknung der Schleimhäute führen, und einige haben sogar ein Abhängigkeitspotenzial. Hält trotz der Pflege ein unangenehmes Brennen an, so sollte man eine Schnupfpause einlegen. Bei immer wiederkehrendem Nasenbluten oder fortgesetzter Bildung von Furunkel in der Nase, sollte man ebenfalls mit der nasalen Applikation von Substanzen aufhören und einen Arzt aufsuchen!
- Man sollte stets genügend Mineralwasser oder alkoholfreie Säfte trinken und zwischendurch immer wieder mal frische Luft schnappen!

3.4 Psychedelika (Trips und Zauberpilze)

Psychedelische Substanzen sind die Seele erhellende Substanzen. Der Begriff *psychedelisch* ist abgeleitet von griechisch *psyche (Seele)* und *delos* (offenbar, deutlich, klar, einleuchtend). In Gesetzestexten, Polizeiberichten und in der Boulevardpresse werden psychedelische Substanzen zumeist als „halluzinogene“ Drogen bezeichnet.

3.4.1 Die Substanz LSD

LSD zählt zu den Lysergsäureamiden und baut sich strukturell aus der (+)-Lysergsäure und dem Diethylamin auf. Lysergsäureamide kommen in der Natur vor, so zum Beispiel im Mutterkorn. LSD ist eine organische Substanz (die sowohl halbsynthetisch als auch vollsynthetisch hergestellt werden kann) und gehört zur Stoffklasse der Indolalkaloide.

Mutterkorn wächst vornehmlich aus vereinzelten Fruchtähren des Roggens. Mutterkorn ist das Dauermycel (als Überwinterungsform) des auf Getreide und Gräsern schmarotzenden Schlauchpilzes *Claviceps purpurea*. Mutterkorn enthält über 30 Alkaloide, die sich vom tetracyclischen Tryptamin-Hemiterpen *Ergolin* ableiten und in zwei Hauptgruppen einordnen lassen, die *Lysergsäureamide* und die *Clavine*. Zu den Lysergsäureamiden zählt zum Beispiel *Ergometrin (Ergobasin)*, eines der Hauptalkaloide des Mutterkorns. *Ergometrin* ist das Amid der *Lysergsäure* mit 2-Amino-1-propanol. Lysergsäure-*N,N*-diethylamid (LSD) kann aus Ergometrin hergestellt werden. LSD ist unter folgenden chemischen Bezeichnungen bekannt:

LSD (Delysid®, Lysergamind®)	= LSD-25 = d-Lysergsäurediäthylamid = *N,N*-Diethyl-D-lysergamid = *N,N*-Diethyl-6-methyl-9, 10-didehydroergolin-8β-carboxamid

LSD wurde erstmals 1938 im pharmazeutisch-chemischen Forschungslaboratorium der Firma Sandoz in Basel, das unter der Leitung von Professor Arthur Stoll stand, von Albert Hofmann hergestellt. Zusammen mit Arthur Stoll publizierte Albert Hofmann das Herstellungsverfahren im Jahr 1943 zusammen mit den Herstellungsverfahren einer großen Anzahl anderer einfacher säureamidartiger Derivate der Lysergsäure im Jounal *„Helvetica Chimica Acta"*.[53] Das LSD wurde damals synthetisiert in der Hoffnung, ein Analeptikum (Mittel zur Anregung) zu erhalten, was wegen der strukturellen chemischen Verwandschaft der Lysergsäure mit dem bekannten Analeptikum Coramin®, dem Diäthylamid der Nicotinsäure, erwartet werden durfte.[54] Bei einer erneuten Beschäftigung mit dieser Substanz entdeckte Albert Hofmann am 16. April 1943 ihre ganz außerordentlich hohe und spezifische Wirksamkeit auf die menschliche Psyche, die er nach einem am 19. April 1943 durchgeführten Selbstversuch mit 250 Mikrogramm (0,25 Milligramm) LSD bestätigen konnte.[55]

Bei dem halbsynthetischen Lysergsäurediäthylamid, das unter der Versuchspräparatenbezeichnung LSD-25 (Delysid®) bekannt geworden ist, stehen ganz andere Wirkungskomponenten im Vordergrund als bei den natürlichen Mutterkornalkaloiden oder ihren Dihydroderivaten. LSD ist ein Wirkstoff, der bis zu seinem weltweiten Verbot in den 60er Jahren des 20. Jahrhunderts als psychotherapeutisches Hilfsmittel eingesetzt wurde. Die ersten klinischen Studien am Menschen mit LSD wurden 1947 durch Dr. med. Werner Stoll, einem Sohn von Arthur Stoll, an der psychiatrischen Klinik der Universität Zürich durchgeführt. Die Untersuchungen wurden sowohl an gesunden Personen als auch schizophrenen Patienten vorgenommen. Albert Hofmann benutzte bei seinem Selbstversuch 0,25 mg LSD, bei dieser klinischen Untersuchung wurden Dosen zwischen 0,02 mg (20 Mikrogramm) und 0,13 mg (130 Mikrogramm) eingesetzt. Die Ergebnisse beschrieben nahezu alle heute bekannten halluzinogenen Erscheinungen.[56]

Die in Basel ansässige Firma Sandoz stellte die Produktion von LSD (Delysid®) im Jahr 1966 ein, die in Prag ansässige Firma Spofa produzierte LSD bis zum Jahr 1974 und lieferte das Medikament unter dem Markenname Lysergamid® aus. In der damaligen Tschechoslowakischen Sozialistischen Republik (ČSSR) konnte LSD bis Mitte der 70er Jahre des letzten Jahrhunderts zu therapeutischen Zwecken eingesetzt werden, so zum Beispiel zur Therapie der Alkoholabhängigkeit.

LSD wird heute meist in Form von kleinen Papiertrips (beispielsweise mit Comicmotiven oder traditionellen Symbolen) auf dem Schwarzmarkt angeboten. Auf einem Trip sind durchschnittlich 80 Mikrogramm (1 Mikrogramm = 1 Millionstel Gramm) LSD aufgeträufelt. Der Gehalt der Trips kann aber zwischen 25 und 250 Mikrogramm LSD schwanken. Besonders hoch dosiert sind meistens die in sehr kleinem Format zubereiteten Mikrotabletten (Micros). Sie enthalten nicht selten 200 bis 250 Mikrogramm LSD.

Die maximale LSD-Wirkung (*peak experience*) entfaltet sich zumeist eine Stunde nach der Einnahme (bei leerem Magen), manchmal auch erst nach zwei Stunden oder mehr (zum Beispiel bei vollem Magen). LSD wirkt gewöhnlich sechs bis acht Stunden, manchmal auch noch länger, vor allem nach sehr hoher Dosierung.

LSD ist im Urin zwei bis drei Tage lang nachweisbar.

3.4.2 Zauberpilze (Psilos, Magic Mushrooms)

Zauberpilze wachsen fast auf der ganzen Welt und gehören zu den ältesten Kulturdrogen der Menschheit. Einst wurden sie zumeist bei spirituellen Zeremonien verwendet. Und auch heute noch werden sie gerne bei verschiedenen Ritualen gebraucht.

Die klassischen Zauberpilze enthalten die psychoaktiven Wirkstoffe Psilocybin und Psilocin. Die beiden Tryptaminabkömmlinge aus der Stoffklasse der Indolalkaloide haben folgende chemische Bezeichnungen:

Psilocybin (Indocybin®)	= 4-Phosphoryloxy-*N,N*-dimethytryptamin = Phosphoryl-4-hydroxy-*N,N*-dimethyltryptamin = 4- Hydroxy-*N,N*-dimethyltryptaminphosphatester = [3-(2-Dimethylaminoethyl)indol-4-yl]dihydrogenphosphat
Psilocin	= 4-hydroxy-*N,N*-dimethyltryptamin = 3-(2-Dimethylaminoethyl)indol-4-ol

Die Wirkstoffe der Zauberpilze wurden von Albert Hofmann im Jahr 1958 entdeckt, isoliert und dann auch synthetisiert (synthetisch hergestellt). Hofmann erhielt 1957 von dem in Paris lebenden Mykologen Roger Heim gezüchtete Zauberpilze zur chemischen Analyse. Die Untersuchungen gestalteten sich anfänglich recht schwierig; ja erst nachdem sich Hofmann und seine Mitarbeiter entschlossen, die Pilze selbst einzunehmen (Selbstversuch), konnten sie aufgrund der erlebten Wirkung den Typus des psychoaktiven Wirkstoffes näher einkreisen und wenig später gelang Hofmann dann auch die Isolierung der Reinsubstanzen. Es handelte sich um 4-Hydroxyindol-Derivate, die Hofmann aufgrund seiner LSD-Forschung kannte, ja er hatte sogar 4-Hydroxyindol aus einer früheren Versuchsreihe im Regal stehen.[57] Albert Hofmann, den meisten nur als Entdecker des LSD und seiner Wirkung bekannt, ist auch der Entdecker der Wirkstoffe der Zauberpilze Psilocybin (Indocybin®) und Psilocin.

Das Psilocybin-Molekül enthält in einer am Benzolring angehängten Atomgruppe ein Phosphoratom. Bei der Hydrolyse des Psilocybins wird diese angehängte Atomgruppe durch ein Wasserstoff- und ein Sauerstoffatom ersetzt und man erhält ein Psilocin-Molekül, das etwa 30% weniger Gewicht hat als das Psilocybin-Molekül. Daher erzielt eine Menge von 10 mg Psilocybin dieselbe psychoaktive (psychotrope) Wirkung wie etwa 7 mg Psilocin.[58] Wahrscheinlich wird alles in den Pilzen vorhandene Psilocybin im menschlichen Körper zu Psilocin verstoffwechselt. Der Phosphorsäurerest des Psilocybins trägt nicht zur psychotropen Wirkung bei, gibt jedoch dem Molekül eine größere Stabilität und ein höheres Molekulargewicht. Der Sauerstoff in der Luft führt zu einer Oxidation des Psilocins, was mit einer Zerstörung der psychotropen Wirkung einhergeht. Deshalb enthalten frische Pilze mehr Psilocin als getrocknete Pilze, der Psylocibin-Gehalt ändert sich jedoch bei dem Trocknen der Pilze kaum.[59] Der Gehalt an diesen Halluzinogenen schwankt bei getrockneten Pilzen in der Regel zwischen 0,1 und 2 Prozent (bezogen auf das Trockengewicht).[60]

Die übliche Dosis liegt bei 10 bis 20 Milligramm Psilocybin, das entspricht einem bis vier Gramm getrockneter oder 10 bis 40 Gramm frischer Pilze. Die maximale Wirkung der Zauberpilze ist frühestens nach zwei Stunden erreicht und klingt nach vier bis sechs Stunden langsam wieder ab. Ein besonderes Risiko beim Gebrauch von Zauberpilzen ist die Verwechslung mit einer giftigen Pilzart. Darum sollte immer ein Exemplar der konsumierten Pilze aufbewahrt werden. Dieses Exemplar dient gegebenenfalls zur Artbestimmung. Frisch geerntete Pilze sind, wenn sie nicht unter Vakuum verpackt und gekühlt aufbewahrt werden, in ungetrocknetem Zustand zumeist nur einen Tag lang haltbar, danach kann der Verzehr durch zersetztes Pilzeiweiß zu Übelkeit und Erbrechen führen.

3.4.3 Unterschied zwischen LSD-Trip und Zauberpilzreise

Bei geringer Dosierung von Zauberpilzen ist die Wirkdauer für die Reise kürzer und leichter steuerbar als bei LSD. Bei zu hohen Dosierungen von Zauberpilzen oder vor allem nach einem Pilz-Alkohol-Mischkonsum ist die Gefahr, schlecht draufzukommen oder gar in Ausnahmesituationen von panischer Angst überwältigt zu werden, das heißt Horrortrips zu erleben, jedoch größer als bei LSD.

Psilocybin in vernünftigen Dosierungen bewirkt normalerweise eine lang andauernde stabile positive Gefühlsfärbung. Das heißt, plötzliche und heftige Stimmungsumschwünge treten vergleichsweise viel seltener auf als bei LSD. Psilocybin führt in der Regel zu einer geringeren psychischen Bedrängnis beim Wiedererleben verdrängter Konflikte. Der Landung nach der Pilzreise und die Regeneration danach erfolgt zügiger als bei LSD und wird von vielen erfahrenen Gebrauchern als weicher empfunden.

Sowohl LSD als auch Zauberpilze führen schnell zu einer Toleranzausbildung. Das heißt, nach ein- bis zweimaligem Konsum innerhalb von ein bis zwei Tagen wird die gleiche Wirkung anschließend erst bei einer höheren Dosis erreicht, wobei sich der Toleranzeffekt nicht nur auf die eingenommene Substanz selbst beschränkt, sondern sich auch auf andere Substanzen auswirkt. Dieses Phänomen nennt man Kreuztoleranz. LSD und Psilocybin bilden eine Kreuztoleranz. Die Toleranz ist nach etwa einer Woche Abstinenz wieder aufgehoben. Dies gilt auch für die Kreuztoleranz.

Hinweis: The Vaults of Erowid hat eine *„Hofmann Library Collection“* mit einem Verzeichnis von über 4000 Titeln zu den Arbeiten von Albert Hofmann ins Netz gestellt, wobei eine große Anzahl dieser Titel in Originalsprache als PDF-Datei aufgerufen werden kann:
www.erowid.org/references/refs.php?Collection=Hofmann

3.4.4 Wirkung (LSD und Zauberpilze)

LSD und Zauberpilze gehören in die Gruppe der Psychedelika. Psychedelika lösen fundamentale Veränderungen des Bewusstseins, der Ich-Empfindung und der Wahrnehmung der Umwelt aus. Das Bewusstsein kann durch die pharmakologische Wirkung der Psychedelika in einen überwältigenden tranceartigen Zustand versetzt werden, der normalerweise nur beim intensiven Träumen oder in ekstatischen Phasen auftritt – und trotzdem befindet man sich für viele Stunden in einem fast unglaublichen Wachzustand.

Psychedelika intensivieren und verfremden die sinnliche Wahrnehmung. Nicht selten ist man sehr intensiven optischen Halluzinationen ausgesetzt. Die von den Augen wahrgenommene Umwelt wird vom Gehirn in andere Formen, Farben und Bilder uminterpretiert. Aber auch Gehör-, Geruchs-, Geschmacks- und Tastwahrnehmungen werden intensiver erlebt als gewöhnlich und sind zum Teil außerordentlich stark verändert. Es kann manchmal auch zu Synästhesien kommen, das sind Überlagerungen der Sinne. Man glaubt dann beispielsweise, Töne in besonders bunten Farben zu sehen und Musik zu erfühlen.

Die Befindlichkeit, die Stimmung und die Gefühle können sich zum Teil abrupt verändern. Fröhliches Kichern kann plötzlich in

Angst und Entsetzen umschlagen und umgekehrt. Wenn man sich gut fühlt und sich gut auf seinen Trip vorbereitet hat (Set) und man sich für seinen Trip eine gute Umgebung mit (einem) vertrauten Menschen ausgesucht hat (Setting), ist die Wahrscheinlichkeit, dass einen plötzlich Angstzustände überkommen, äußerst gering. Nimmt man hingegen seinen Trip planlos und völlig unvorbereitet, dann kann es schon passieren, dass ein unerwünschter Stimmungsumschwung den Trip plötzlich völlig verdirbt.

Auf Trip ist das Körpergefühl verändert: Von einem leichten schwebenden Gefühl über Gleichgewichts- und Orientierungsstörungen bis zu dem Gefühl, vom Körper völlig losgelöst zu sein. Darum sollte man sich, vor allem, wenn man noch unerfahren ist, die Empfehlung zu Herzen nehmen, niemals LSD oder Zauberpilze ganz alleine zu nehmen, sondern stets in Begleitung von (möglichst erfahrenen) Freunden. So kann jeder in der Gruppe auf die anderen *„aufpassen"* und dazu beitragen, dass auf dem Trip keine Unfälle passieren oder jemand sich verletzt.

Unter dem Einfluss von LSD oder Zauberpilzen kann man nach dem Verzehr hoher Dosierungen als Gebraucher (Nutznießer) eine vollständige Auflösung der eigenen Identität erleben. Wenn man mit sich selbst im Reinen und offen für transzendentale Erlebnissphären ist, wird man die vollständige Auflösung der eigenen Identität wahrscheinlich als beglückende ozeanische Selbstentgrenzung erleben und die Erfahrung des All-Eins-Seins (Eins sein mit dem All) als erhabene Verschmelzung mit dem Kosmos genießen können. Wenn man hingegen ein schlechtes Gewissen und Schuldgefühle hat, sich selbst aus opportunistischen Gründen untreu geworden ist oder auch rigide, ängstlich, unsicher und verschlossen ist, dann wird man die vollständige Auflösung der eigenen Identität mit sehr hoher Wahrscheinlichkeit als angstvolle Ich-Auflösung durchleben müssen. Der damit verbundene Kontrollverlust über das eigene Ego kann für jemanden eventuell so unerträglich und erschreckend sein, dass der Glaube, endgültig wahnsinnig zu werden oder gar sterben zu müssen, eine existenzielle Krise auslösen kann. Manchmal (das heißt sehr selten, doch es kommt vor) haben durch Psychedelika induzierte Erlebnisse eine so nachhaltige Wirkung, dass auch nach dem Abklingen der eigentlichen pharmakologischen Wirkung die Selbst- und Realitätserkennung so stark gestört bleibt, dass eine Betreuung in einer psychiatrischen Klinik zur unumgänglichen Notwendigkeit wird. Bei der Beachtung der Regeln bezüglich Set und Setting ist ein solcher Verlauf jedoch äußerst unwahrscheinlich.[61]

Aufgrund der intensiven psychedelischen Wirkung wurden sowohl LSD (Delysid®) als auch Psilocybin (Indocybin®) als psychotherapeutische Hilfsmittel zur Förderung unbewussten Materials und vertiefter Selbsteinsicht im Kontext aufdeckender psychotherapeutischer Verfahren eingesetzt. In der klassischen Psychiatrie wurde die sogenannte *„psychotomimetische Therapie“* angewendet, wobei dort unter klinischen Bedingungen eine temporäre *„toxische Psychose“* ausgelöst wurde, um mehr über das Wesen der Erkrankung der Patienten zu erfahren. Da das Setting in den Kliniken damals nach heutiger Erkenntnis alles andere als vorteilhaft für eine solche psychedelische Reise war, waren auch die Ergebnisse nicht gerade vielversprechend und die ganze Prozedur auch nicht angenehm für die Patienten. Psychotomimetische Therapien werden heute nicht mehr durchgeführt.

In der *„psycholytischen Therapie“* werden niedrige bis mittlere Dosierungen (30 bis 200 Mikrogramm LSD respektive 8 bis 20 mg Psilocybin) verabreicht, um eine psychoanalytische oder tiefenpsychologisch fundierte Behandlung zu beschleunigen und/oder abzukürzen. Im Rahmen solcher Therapien werden bis zu 100 Sitzungen unter der Wirkung von LSD und Psilocybin durchgeführt. In der *„psychedelischen Therapie“* werden hohe Dosierungen von LSD oder Psilocybin verabreicht, um dramatische und überwältigende Erlebnisse und somit auch Veränderungen im Bewusstsein zu ermöglichen, die vor allem durch Grenzerfahrungen (transzendente Erlebnisse) zu neuen Bewusstseinsebenen führen sollen. Bei den beiden letztgenannten Therapien ist die räumliche Umgebung (Setting) der Situation entsprechend adäquat eingerichtet – gemütlich und ästhetisch angenehm. Zudem wird hier auch eine der Situation entsprechende und auf den Geschmack der Patienten ausgerichtete Musik gespielt, da Musik eine entscheidende Rolle für den Verlauf der psycholytischen respektive psychedelischen Sitzung hat.[62]

Auf psychedelischen Reisen ist die Lust auf Sex häufig sehr stark ausgeprägt. Liebesspiele und Orgasmen werden in einer neuen Dimension erlebt. Die Bereitschaft zu riskanteren Sexualpraktiken (bezüglich der HIV- und Hepatitisübertragung) ist gesteigert. Ob und wie Sex auf diesen Drogen praktiziert wird, sollte unbedingt vorher besprochen und entsprechende Safer-Sex-Praktiken sollten am besten schon mal nüchtern und immer mit Kondom trainiert werden.

3.4.5 Weitere Eigentümlichkeiten von LSD-Trips und Zauberpilzreisen im Vergleich

Der Pilzrausch ist verglichen mit der durchdringenden Brillanz und Klarheit von LSD eher traumartig. Erfahrene Konsumenten berichten, dass Pilze sie weit mehr in Kontakt mit dem *„Mysterium“* bringen als LSD. Bei Pilzen berichten manche vom Gefühl der Gegenwart eines altehrwürdigen Lehrers oder Meisters und sprechen vom Geist des Pilzes. Es besteht somit eine Art von Dualität zwischen dem Konsumenten und dem Pilz. LSD wirkt demgegenüber eher monokausal und scheint besser geeignet zu sein, die eigenen mentalen Pfade zu durchqueren.

Viele Menschen empfinden die Pilzvisionen *„organischer“* als die von LSD. Pilzvisionen tendieren zu runden Formen und rufen Bilder hervor, die mit der Natur kongruent (vom Wesen her gleich) sind, während Visionen unter LSD normalerweise eckiger sind oder von einer eher kaleidoskopartigen und abstrakten Bilderwelt geprägt werden.

Viele Konsumenten, die sowohl reichlich Erfahrungen mit Pilzen als auch mit LSD haben, empfinden Pilze als *„heiliger“* und nutzen die Zauberpilze nur für Gelegenheiten, bei denen bedeutsame mystische Erfahrungen anstehen. LSD hingegen wird gerade von sehr erfahrenen Konsumenten auch für absolut profane

Tätigkeiten genutzt, da LSD die Fähigkeit besitzt, dem Geist zu erlauben, Dinge sehr tief zu durchdringen.[63]

Lob des Schauens

„Durch Schauen erweitert sich unser Bewusstsein vom Wunder der Schöpfung und unserer Geschöpflichkeit. Da die Evolution der Menschheit parallel geht mit der Erweiterung des Bewusstseins, kommt der Vervollkommenung des Sehens zum Schauen die allerhöchste Bedeutung zu.

Am Sehen lassen sich bis zur Entwicklung zum Schauen verschiedene Stufen unterscheiden. Den Anfang bildet das bloße Wahrnehmen eines Objektes, ohne dass dieses unser Interesse weckt. Die zweite Stufe besteht darin, dass das Objekt unsere Aufmerksamkeit auf sich zieht. In der dritten Stufe wird das Objekt genauer betrachtet und untersucht. Hier beginnt das Denken und die wissenschaftliche Forschung.

Die höchste Stufe des Sehens, die Beziehung ganz allgemein zu einem Objekt und zur Außenwelt überhaupt, ist dann erreicht, wenn die Grenze zwischen Subjekt und Objekt, zwischen Betrachter und Betrachtetem, zwischen mir und der Außenwelt, bewusstseinsmäßig aufgehoben ist, wenn ich mit der Welt und ihrem geistigen Urgrund eins geworden bin. Das ist der Zustand der Liebe. Die höchste Stufe des Sehens ist Liebe. Umgekehrt kann Liebe definiert werden als die höchste Stufe des Sehens."

Albert Hofmann, in: *Lob des Schauens*, Basel 1996

3.4.6 Hinweise zur Dosierung

LSD-Dosierungen: LSD wird heute meist in Form von kleinen Papiertrips (beispielsweise mit Comicmotiven oder traditionellen Symbolen) auf dem Schwarzmarkt angeboten. Auf einem Trip sind durchschnittlich 80 Mikrogramm (1 Mikrogramm = 1 Millionstel Gramm) LSD aufgeträufelt. Der Gehalt der Trips kann aber zwischen 25 und 250 Mikrogramm LSD schwanken. Besonders hoch dosiert sind meistens die in sehr kleinem Format zubereiteten Mikrotabletten (Micros). Sie enthalten nicht selten 200 bis 250 Mikrogramm LSD. In der folgenden Tabelle sind Dosierungen und ihre Effekte aufgelistet.[64]

Dosierung (LSD)	Effekt
25 bis 50 Mikrogramm	Schwellendosis, um erste leichte körperliche und schwache psychische Effekte zu spüren.
50 bis 100 Mikrogramm	Heute üblicherweise auf Parties eingesetzte Dosierung mit mittleren körperlichen und psychischen Effekten, eher selten mit richtigen Halluzinationen verbunden.
250 Mikrogramm	Von Albert Hofmann bei seinem ersten freiwilligen LSD-Trip eingenommene Dosis.
300 bis 500 Mikrogramm	In den 60er Jahren des letzten Jahrhunderts von den Hippies bevorzugte Dosierung mit starken körperlichen und psychischen Effekten, oft mit richtigen Halluzinationen verbunden.
500 bis 1.000 Mikrogramm	Hohe Dosierung, die bei der psychedelischen Therapie eingesetzt wird.

Zauberpilz-Dosierungen: Die übliche Dosis liegt bei 10 bis 20 Milligramm Psilocybin, das entspricht einem bis vier Gramm getrockneter oder 10 bis 40 Gramm frischer Pilze. Als Groborientierung kann gelten, dass 10 mg halluzinogene Stoffe (Psilocybin, Pslilocin und auch Beaocystin) in etwa 2 Gramm getrockneten *Stropharia cubensis*, 1 Gramm getrockneter respektive 10 Gramm frischer *Psilocybe semilanceata* oder 0,5 Gramm getrockneter respektive 5 Gramm frischer *Psilocybe cyanescens* oder auch *Psilocybe azurescens* enthalten sind.

Dosierung (Psilocybin)	Effekt
3 Milligramm	Schwellendosis, um erste leichte körperliche und schwache psychische Effekte zu spüren.
5 bis 10 Milligramm	Halluzinationen werden in Form schnellfließender und überaus farbenprächtiger Bilder bei geschlossenen Augen wie in einem *„Film“* (im Zustand eines Wachtraumes) erlebt. Bis zu dieser Menge wirkt Psilocybin antriebssteigernd und wirkt somit auf Partys in dieser Dosierung auch tanzfördernd.
Ab etwa 10 Milligramm	Die von den Augen wahrgenommene Umwelt wird in andere Formen und Farben uminterpretiert (visuelle Halluzinationen).
Ab etwa 20 Milligramm	Starke Bewusstseinsveränderungen treten auf. Beispielsweise kann man zeitweise glauben, sich an einem völlig anderen Ort in einer völlig anderen Zeit zu befinden. Körperlich kann es dabei zu Gleichgewichtsstörungen kommen. Zudem sind allgemeine Schwierigkeiten bei der Orientierung zu erwarten. Tanzen ist bei solchen Dosierungen selten noch möglich.
50 bis 100 Milligramm	Hohe Dosierung, die bei der psychedelischen Therapie und speziellen psychotherapeutischen Sitzungen eingesetzt wird.

3.4.7 Risiken und Nebenwirkungen

a) Körperliche Schädigungen

LSD und Zauberpilze führen zu keinerlei Organschäden. Auch die oft wiederholte Behauptung, LSD führe zu Erbgutveränderungen, ist seit langem eindeutig widerlegt. Die Behauptung, daß LSD Chromosomenschäden verursachen könne, wurzelt in einem Artikel von M.M. Cohen, K. Hirschhorn und W.A. Frosch, den sie im November 1967 unter dem Titel *„In Vivo und in Vitro Chromosomenschäden, induziert durch LSD-25“* im New England Journal of Medicine (NEJM) publizierten. Der Artikel besagte, dass LSD-Konsumenten eine größere Häufigkeit von Chromosomenbrüchen in den weißen Blutkörperchen (Lymphozyten) hätten, als dies bei normalen Leuten der Fall sei.[65] In den Medien fand diese Publikation enormen Widerhall und diente als Grundlage für eine wahre Propagandaschlacht gegen LSD-Konsumenten. Unerwähnt blieben in den Medien die methodischen Mängel der Studie, obwohl zahlreiche Wissenschaftler in der Folge immer wieder darauf hingewiesen hatten. Keine zwei Jahre später widerlegten drei Forscher eindeutig die These, dass ein Zusammenhang von LSD-Konsum und Häufigkeit von Chromosomenbrüchen bestehe. J.H. Tijo, W.N. Pahnke und A.A. Kurland belegten dies mit einem kontrollierten Experiment, dessen Ergebnisse 1969 im Journal of the American Medical Association (JAMA) unter dem Titel *„LSD und Chromosomen: Ein kontrolliertes Experiment“* veröffentlicht wurden.[66] In den Medien wurde dieser Artikel kaum beachtet und man kann bis heute in der Boulevardpresse lesen, dass LSD das Erbgut schädige, obwohl dies seit Jahrzehnten wissenschaftlich eindeutig widerlegt ist.

Schädigungen der Leber bedingt durch die Verstoffwechselung (Abbau) von LSD und Psilocybin sind bis heute ebenso wenig beobachtet (festgestellt) worden wie Schädigungen im Gehirn. Der Konsum von LSD und Psilocybin scheint keine organischen Schädigungen herbeizuführen.

b) Körperliche Nebenwirkungen

Besonders in der Anfangsphase der psychedelischen Reise kann es zu leichten Atembeschwerden, Herzrasen, verändertem Blutdruck und Schweißausbrüchen in Folge einer erhöhten Körpertemperatur kommen. Vor allem durch die optischen Effekte kann es auch in einzelnen Fällen zu Orientierungsschwierigkeiten kommen. Deshalb sollte – vor allem bei noch unerfahrenen Konsumenten – immer eine erfahrene Begleitperson die psychedelische Reise begleiten.

c) Psychische Risiken

Die Risiken beim Gebrauch von LSD und Zauberpilzen liegen eindeutig im psychischen Bereich und sind vor allem von der Persönlichkeitsstruktur der Gebraucher abhängig. Während Menschen ohne größere psychische Probleme vielfach von sehr positiven Erfahrungen und einmaligen Erkenntnissen berichten, finden sich Menschen, die ihre unbewältigten Probleme vor sich herschieben (Verdrängungsspezialisten), Ichschwache Menschen oder Menschen mit der Anlage zu einer Psychose manchmal bereits nach einmaliger Anwendung in der Psychiatrie wieder. Vor allem bei Nichtbeachtung der beschriebenen Regeln betreffend Set und Setting kann es durch Selbstüberschätzung zu Fehlreaktionen, heftigen Panikanfällen, Horrortrips sowie zur Auslösung von verdeckten Psychosen kommen.

d) Drug, Set und Setting

Die drei Begriffe *Drug, Set* und *Setting* zur Beschreibung therapeutischer und ritueller Drogensitzungen wurden in den 60er Jahren des letzten Jahrhunderts von dem Harvard Professor für Psychologie, Timothy Leary, eingeführt.[67] Der Begriff *Set* bezieht sich auf das, was jemand in die Konsumsituation einbringt, so die persönlichen Erinnerungen, die eigene Lernfähigkeit, das individuelle Temperament, das vertraute emotionale, ethische und rationale Wertesystem und vor allem die gestellte Erwartungshaltung an die Drogenerfahrung. Das *Setting* bezieht sich auf das soziale, räumliche und emotionelle Umfeld, das einen vor, während und nach dem Drogengebrauch umgibt. Der wichtigste Aspekt des Settings ist jedoch das Verhalten, das Verständnis und das Einfühlungsvermögen der Person oder Personen, welche die Drogen dem oder den Konsumenten mitbrachten und überreichten. Informationen zu den Eigenschaften der Drogen (*Drug*), das heißt die rein substanzbezogenen Informationen, können aus Büchern oder Broschüren entnommen werden. Demgegenüber entziehen sich die interagierenden Faktoren der inneren Bereitschaft (*Set*) und der äußeren Umstände (*Setting*) einer normierten Betrachtungsweise. Die Beachtung der Erfahrungen mit Drug, Set und Setting hilft Risiken und Nebenwirkungen zu minimieren. Weitere Informationen zu *Drug, Set* und *Setting* siehe: Hans Cousto: Drogenkompetenz und Drogenmündigkeit, Psychonauten im Untergrund:
www.drogenkult.net/?file=text002

e) Flashback

Ein durch die Einnahme von Psychedelika ausgelöster *Flashback* ist wahrscheinlich das überraschende Wiederauftreten von Teilen einer psychedelischen Reise – beispielsweise optische oder akustische Wahrnehmungsveränderungen – lange Zeit nach dem eigentlichen Trip. Ärzte nennen *Flashbacks* auch *„persistierende Wahrnehmungsstörungen nach Halluzinogengebrauch" (Hallucinogen Persisting Perception Disorders, HPPD).* In den 60er Jahren des letzten Jahrhunderts beschrieben einige Forscher und Medienleute, die selbst nie in den Genuss einer psychedelischen Reise gekommen waren, einen *Flashback* als einen unvorhersehbaren Kontrollverlust, verursacht durch weiterbestehende oder dauerhafte Nervenschädigungen, der möglicherweise mit Suizid in Verbindung gebracht werden kann. Auf der 25. Jahrestagung der Gesellschaft für Neurowissenschaften (Society for Neuroscience) im November 1995 wies die Psychologin Shelly Watkins von der Psychologischen Abteilung der California State University in Stanislaus allerdings nach, dass es einen engeren Zusammenhang zwischen *Flashback* respektive *HPPD* und Neurotikern gebe als zwischen *Flashbacks* und LSD-Gebrauchern. Von den Gebrauchern von Halluzinogenen gaben 20% an, sie hätten Erfahrungen gemacht, die man als *Flashback* bezeichnen könnte. Mehr als die Hälfte davon gab an, dass diese Erfahrungen so leicht und unbedeutend seien, dass sie sich keine Gedanken darüber machten. Bei den übrigen stellten sich nur 2 bis 3 von insgesamt 8 untersuchten Symptome ein. Aber niemand gab an, dadurch seinen Aufgaben im Alltagsleben nicht mehr genügen zu können. Die US-amerikanische Drogenbehörde DEA stellte in diesem Zusammenhang fest, dass ironischerweise einige erfahrene LSD-Gebraucher *Flashbacks* nicht als negative Folge des LSD-Gebrauchs empfanden, sondern sich über die wieder aufgetauchten Bilder wie über einen *„Gratis-Trip"* freuten.[68]

3.4.8 LSD, Zauberpilze und Medikamente

Personen, die im Rahmen ihrer Therapie von ihrem Arzt Neuroleptika, insbesondere Phenothiazine oder Antihistaminika verordnet bekommen, sollten generell auf den Gebrauch von Psychedelika wie LSD und Zauberpilze verzichten. Diese Medikamente wirken antagonistisch (aufhebend, gegensätzlich, hemmend) gegenüber den Psychedelika und verhindern die Entfaltung der erwünschten Wirkung. Anderseits können nach dem Gebrauch von Psychedelika genau jene Symptome auftreten, die durch die Einnahme der Neuroleptika und/oder Antihistaminika unterdrückt werden sollen.

3.4.9 Safer Use

Ein absolut risikofreier Gebrauch von Zauberpilzen ist nicht möglich, obwohl das allgemeine Risiko, Schaden zu nehmen, dass beim Gebrauch dieser Pilze eingegangen wird, als sehr niedrig bezeichnet werden kann. Auch bei LSD ist das Risiko, Schaden zu nehmen, sehr gering, wenn man die *„Safer-Use-Regeln"* einhält. Wer jedoch unter ungünstigen Bedingungen (unpassendes Set und Setting) diese Substanzen konsumiert, geht ein recht großes Risiko ein, unangenehme Erfahrungen machen zu müssen.

- Auf eine psychedelische Reise sollte man sich geistig sehr gut vorbereiten und sich genau überlegen, was man eigentlich mit dem Trip erreichen will. Wer Angst hast (egal wovor), sollte es unbedingt sein lassen und keinen Trip nehmen!
- Bei der Anwendung von psychedelischen und halluzinogenen Drogen ist es extrem wichtig, dass man sich in der Konsum-Atmosphäre wohl und behaglich fühlt und man zu allen Menschen, die dabei sind, ein vertrauensvolles, harmonisches Verhältnis hat. Man darf keine Angst, sollte aber ausreichend Respekt vor der Wirkung der eingenommenen Substanzen haben. Man sollte auf jeden Fall körperlich fit und seelisch ausgeglichen sein.

- Um sich bei unbekanntem Wirkstoffgehalt vor allzu bösen Überraschungen wenigstens in einem gewissen Maß zu schützen, sollte man, vor allem wenn man noch unerfahren ist, bei getrockneten Pilzen maximal ein Gramm und bei LSD höchstens einen halben Trip einnehmen.
- LSD und Zauberpilze nie auf vollen Magen konsumieren!
- Nur Leichtsinnige und Narren nehmen Halluzinogene ohne Beisein erfahrener Freunde. Dies gilt besonders für Personen, die unerfahren im Gebrauch von Psychedelika sind.
- In unstrukturierten Partysituationen (zum Beispiel auf Megaraves) kann eine übermäßig lang andauernde und nicht zu verkraftende Reizüberflutung zu Panikanfällen und/oder Orientierungsverlust führen.
- Bei Panikanfällen oder Horrortrips muss der Betroffene zunächst schnell in eine ruhige Umgebung (zum Beispiel an die frische Luft) gebracht werden. Körperkontakt halten und versuchen, durch sanftes, gutes und gezieltes Zureden den *„Gestrandeten“* auf bessere Gedanken zu führen. Sollte auch dies nichts nützen, sollte man sich nicht scheuen, einen Arzt zu rufen. Der Arzt sollte unverzüglich über Art und Menge der konsumierten Substanzen aufgeklärt werden – denn nur er darf gegebenenfalls notwendige Medikamente (beispielsweise Valium®, Neuroleptika) verabreichen.
- Das Verabreichen von Getränken (Fruchtsäfte, Mineraldrinks, Tee) hat oft eine beruhigende und entspannende Wirkung.
- Wer beim Sex das Infektionsrisiko von HIV und anderen Geschlechtskrankheiten minimieren will, sollte den Gebrauch von Kondomen auch auf psychedelischen Reisen einbeziehen.
- Psychedelische Reisen sollten Ausnahmeerlebnisse bleiben und auf keinen Fall regelmäßig an jedem Wochenende zelebriert werden. Zur Erholung sollte man sich, wenn möglich, ein paar (arbeitsfreie) Tage Zeit gönnen.

3.4.10 Warnung vor LSD-Falsifikaten

25I-NBOMe, 25B-NBOMe und 25C-NBOMe sind hochpotente, halluzinogene Derivate der Phenethylamine aus der sogenannten 2C-X-Serie, wie 2C-I, 2C-B und 2C-C. Die Bezeichnung 2C-X steht für eine Serie von Phenethylaminen, die zwei Methoxygruppen an den Positionen zwei und fünf am Benzolring enthalten. Das Kürzel „2C" wurde von Alexander Shulgin eingeführt, da diese Moleküle zwei Kohlenstoffatome zwischen dem Benzolring und der Aminogruppe enthalten. „X" steht für ein weiteres Atom, beispielsweise B für Brom oder I für Iod. Es kommt immer wieder vor, dass in als LSD angebotenen Trips (Filze) statt LSD ein NBOMe aus der 2C-X-Serie nachgewiesen wird. Trips, die ein NBOMe aus der 2C-X-Serie enthalten könnten, erkennt man an einem markant bitteren Geschmack – LSD ist hingegen geschmacklos, also weder bitter noch sauer oder süß.

NBOMes sind Forschungschemikalien mit halluzinogener und psychedelischer Wirkung, die aufgrund ihrer Struktur zu den Phenolethern und der Phenethylaminen zählen.Die chemische Substanz 4-Brom-2,5-dimethoxyphenylethylamin (2C-B) gehört strukturell zu dieser Gruppe und ist auch bekannt unter folgenden Namen: Bromo, Erox, Nexus und Venus. Diese Substanz fördert die Libido und wurde in den meisten Ländern kurz vor oder nach der Jahrtausendwende als „Designerdroge" verboten. In der Folge wurde als Ersatz vermehrt 2C-I konsumiert, bis auch diese Substanz verboten wurde. Und so folgten weitere Substanzen aus dieser Gruppe, bis sie verboten wurden. Nach der Jahrtausendwende wurden neue Varianten dieser Gruppe entwickelt unter Hinzufügung einer Methoxybenzylgruppe. Diese auch NBOMe genannten Stoffe sind zum Teil um ein Vielfaches wirksamer als die Ausgangssubstanz. Die Dosierungen liegen im Mikrogrammbereich wie beim LSD. Doch anders als beim LSD sind Überdosierung bei diesen Stoffen lebensgefährlich.

2C-I-NBOMe (auch 25I-NBOMe genannt) oder 2C-H-NBOMe (25H-NBOMe) sind zwar in Kreisen erfahrener Psychonautiker recht beliebte Substanzen, doch bergen sie ein weit größeres

Gefahrenpotenzial als LSD. Die mittleren Dosierungen liegen bei 500 bis 800 Mikrogramm, die Wirkdauer beträgt im Schnitt etwa 12 Stunden. Visuelle Effekte stellen sich zwar ein, stehen aber weniger im Vordergrund als bei LSD. Im Unterschied zu LSD weisen Filze mit NBOMe-Verbindungen einen sehr bitteren Geschmack auf.

NBOMe-Verbindungen wirken direkter und schneller, wenn sie sublingual (unter der Zunge) über die Schleimhäute aufgenommen werden. Wenn die Substanzen oral eingenommen werden, kann es zu einer schwächeren und/oder zeitlich verzögerten Wirkung kommen. Dadurch besteht die Gefahr, dass nachdosiert und ungewollt überdosiert wird. NBOMe-Verbindungen stehen im Zusammenhang mit einigen Todesfällen in Europa wie auch in den USA. Verschiedene Meldungen weisen darauf hin, dass es zu einer peripheren Blutgefäßverengung kommen kann, die medizinisch behandelt werden muss.

DOC (2,5-Dimethoxy-4-chloroamphetamin) führt zu starken visuellen Effekten, Euphorie und einer intensivierten Wahrnehmung von Musik und Bewegungen. Ansonsten existieren über DOC nur wenige Informationen. Als wirksame Dosierungen werden 1 mg bis 5 mg angegeben.[78] DOC kann zu Brustschmerzen, Gefässverengungen und Übelkeit führen. Aufgrund des späten Wirkungseintritts bei DOC nach bis zu 3 Stunden besteht die Gefahr einer Überdosierung. Die sehr lange Wirkdauer von 12 bis zu 20 Stunden sollte unbedingt berücksichtigt werden. Trips, die DOC enthalten könnten, erkennt man an einem markant bitteren Geschmack – LSD ist hingegen geschmacklos, also weder bitter noch sauer oder süß.

DOB (2,5-Dimethoxy-4-bromamphetamin) ist ein wirkungsstarkes psychedelisches Halluzinogen. Chemisch gehört es zur Strukturklasse der Amphetamine. DOB ist bereits in Dosen von 1 mg bis 3 mg wirksam und hat eine sehr lange Wirkdauer von 18 bis 30 Stunden. Die Wirkung setzt erst recht spät ein. DOB scheint unter anderem eine entaktogene Wirkung zu haben und vor allem das Farbempfinden und den Tastsinn zu verstärken. Hohe Überdosierungen können zu schweren Vergiftungen und

Lähmungserscheinungen führen, auch Todesfälle wurden schon dokumentiert.[79] Bereits bei der oben angegebenen Wirkungsdosis wurden von Konsumenten physische Nebenwirkungen wie Tremor und Krämpfe berichtet. Wie andere 2,5-Dimethoxy-4-substituierte Amphetamine wirkt DOB unter anderem als Agonist der Serotonin-Rezeptoren 5-$HT_{2A/2C}$. Trips, die DOB enthalten könnten, erkennt man an einem markant bitteren Geschmack – LSD ist hingegen geschmacklos, also weder bitter noch sauer oder süß.

In den Jahren 2016 und 2017 wurden in etwa 1 bis 2 Prozent der Proben ein NBOMe oder DOC oder DOB nachgewiesen. Amphetamin (vermutlich meistens nur Anhaftungen durch Transport in Tüten, in denen Amphetamin verpackt war) und Coffein waren im Schnitt in weniger als 5 Prozent der Proben enthalten. Da auf einen LSD-Filz jedoch kaum eine hohe Dosis Amphetamin oder Coffein appliziert werden kann, sind gefährliche Wechselwirkungen auszuschließen.[80]

3.5 GHB (Liquid Ecstasy)

3.5.1 Substanz

GHB (Gamma-Hydroxybutyrat = Gamma-Hydroxybuttersäure) ist eine farblose Flüssigkeit mit leicht scharfem Geruch. GHB ist ein Narkotikum (Narkosemittel) mit hypnotischen (einschläfernden) Eigenschaften ohne analgetische (schmerzstillende) Wirkung. GHB wurde erstmals im Frühjahr 1960 synthetisiert.[69] Die Synthese erfolgte durch den Chemiker und Pharmakologen Camille-Georges Wermuth im Auftrag der französischen Marine im Rahmen eines Forschungsprogrammes, das von dem in Hanoi (Vietnam) geborenen Chirurgen Henri-Marie Laborit am Marinestützpunkt Toulon in Südfrankreich durchgeführt wurde.[70]

GHB/Na-GHB (Somsanit®) (Xyrem®)	= Gamma-OH = Gamma-Hydroxybutansäure = Gamma-Hydroxybuttersäure = 4-Hydroxybutansäure	= Gamma-Hydroxybutyrat = Oxybat/Natriumoxybat = Anetamin = Natrii oxybas

GHB ist ein Metabolit (Stoffwechselprodukt) des im zentralen Nervensystem dämpfend wirkenden Neurotransmitters GABA (Gamma-Aminobuttersäure) und befindet sich auch selbst als eigenständiger Neurotransmitter im menschlichen Körper. GABA kann die Blut-Hirn-Schranke sehr schlecht passieren, das heißt, wird einem Patienten GABA intravenös injiziert, erreicht nur ein ganz geringfügiger Teil der injizierten Substanz das Gehirn, der größte Teil hingegen wird im Urin ausgeschieden.[71] Der Erfinder von GHB, Camille-Georges Wermuth, ersetzte die Amino-Gruppe des GABA-Moleküls durch eine Hydroxy-Gruppe und machte so das Molekül (GHB) für die Blut-Hirn-Schranke passierbar. Was seinerzeit nicht bekannt war, ist die Tatsache, dass GHB ebenso wie GABA im menschlichen Körper existent ist und eine eigenständige Transmitterfunktion ausübt. Das synthetisch hergestellte GHB und das natürliche im menschlichen Organismus gefundene GHB sind identisch. GHB wurde somit erst erfunden und erst danach als natürliche Substanz entdeckt.[72]

Bis Ende der 90er Jahre des letzten Jahrhunderts nahm man an, dass GHB seine Wirkung fast ausschließlich an $GABA_B$-Rezeptoren entfaltet. Erst um die Jahrtausendwende wurde ein eigener GHB-Rezeptor entdeckt.[73] GHB aktiviert bereits in niedriger Dosierung den GHB-Rezeptor und bewirkt so einen stimulierenden Effekt auf den Konsumenten. Bei steigender GHB-Dosis nimmt jedoch auch die Affinität zum $GABA_B$-Rezeptor zu, welcher bei Aktivierung sedierend wirkt und gleichzeitig die Wirkung des GHB-Rezeptors unterdrückt. Hieraus wird das Phänomen erklärbar, das Leute in einen tiefen Schlaf gleiten und nach einiger Zeit (meist 1 bis 3 Stunden) spontan aufwachen oder sogar plötzlich hochschrecken: der Agonismus an den $GABA_B$-Rezeptoren sediert so lange, bis die Konzentration von GHB so niedrig ist, dass der Agonismus am GHB-Rezeptor deutlich überwiegt und es zur starken Stimulierung (d.h. plötzliches Aufwachen) kommt.[74] [Siehe auch Abschnitt 7.5 „Was geschieht im Gehirn? – GHB"]

Das Arzneimittel GHB gilt als relativ gut verträglich. Als nachteilig wird jedoch das häufige Auftreten von Myoklonien (kurze ruckartige Zuckungen einzelner Muskeln) und Erbrechen, das gelegentliche Auftreten von metabolischer Azidose (Störung im Säure-Basen-Haushalt mit Abfall des aktuellen Bicarbonatpegels) und Hypokaliämie (Elektrolytstörung mit Erniedrigung des Kaliumpegels) sowie in Einzelfällen unkalkulierbar lange klinische Wirkdauer beschrieben. Aufgrund dieser im Vergleich zu anderen Injektionsnarkotika schlechteren Steuerbarkeit hat GHB als Narkosemittel zugunsten neuerer Anästhetika und Sedativa immer mehr an Bedeutung verloren und wird in Deutschland nur noch selten verwendet. In Italien beispielsweise erlebte GHB hingegen in letzter Zeit eine gewisse Renaissance zur Behandlung der Narkolepsie (Störung der Schlaf- und Wach-Rhythmik) und des Alkoholentzugsyndroms sowie auch zur Therapie der Opiatabhängigkeit. Im Jahr 2002 wurde GHB in den USA, 2005 in der EU[75] und 2006 in der Schweiz[76] als Medikament zur symptomatischen Behandlung der Narkolepsie[77] zugelassen.

In aktuellen Studien (an Ratten) wird darüber hinaus ein möglicher Stellenwert von GHB bei der Therapie der Kokainabhängigkeit diskutiert.[78]

GHB wird, da es in der Technoszene zur Stimmungsaufhellung und Luststeigerung als Flüssigkeit oral eingenommen wird, auch *„Liquid Ecstasy“* genannt, obwohl es in keiner Art und Weise mit Ecstasy (MDMA) verwandt ist, weder chemisch noch von der Wirkungsweise her.

GHB bewirkt eine Stimulierung der Wachstumshormone und begünstigt den Fettstoffwechsel. Deshalb wird GHB im Kreise der Bodybuilder als Aufbausubstanz eingenommen, insbesondere weil GHB weitaus weniger unerwünschte Nebenwirkungen hat als die üblichen Anabolika, die durch Erzielung einer positiven Stickstoffbilanz im Stoffwechsel Wachstumsprozesse beschleunigen, bei Männern jedoch nicht selten zu einer Hodenatrophie (Hodenschrumpfung) führen.[79]

GHB wird innerhalb von wenigen Stunden vollständig metabolisiert und größtenteils als CO_2 (Kohlenstoffdioxyd) abgeatmet, der Rest wird als Wasser mit dem Urin ausgeschieden. Nur ein sehr geringfügiger Teil der Substanz gelangt unverändert über die Nieren in den Urin. Aus diesem Grund ist ein forensischer (gerichtsmedizinischer) Nachweis im Urin fast unmöglich.[80]

GHB wird innerhalb von zwei Stunden zu 98 Prozent metabolisiert und als CO_2 (Kohlenstoffdioxid) abgeatmet. Es ist dann im Körper nicht mehr nachweisbar.

3.5.2 Wirkung

Die Wirkung von GHB setzt nach oraler Einnahme innerhalb von etwa 10 bis 20 Minuten ein und hält für etwa zwei Stunden an, in seltenen Einzelfällen aber auch erheblich länger, das heißt bis zu einem Tag. Eine Dosis von 0,5 bis 1,5 Gramm wirkt antidepressiv, anxiolytisch (angstlösend), leicht euphorisierend und zudem auf angenehme Weise sozialisierend. Eine Dosis von 1,5 bis 2,5 Gramm bewirkt vor allem auf der körperlichen Ebene eine verstärkte sexuell anregende Sensibilität. Deshalb wird GHB als Kuschel- und Sexdroge eingenommen. Bei zu hohen Dosierungen (ab 2,5 Gramm) geht das Glücksgefühl leicht durch Müdigkeit und Übelkeit, oft mit Brechreiz verbunden, flöten. Als Hypnotikum (in Dosierungen bis zu 2,5 Gramm oral verabreicht) wird GHB in der Medizin zur Behandlung der Narkolepsie (Störung der Schlaf- und Wachstruktur) gebraucht. Als Narkotikum (in Dosierungen von 5 bis 7,5 Gramm intravenös verabreicht) wird GHB in der Chirurgie eingesetzt.

GHB fördert die soziale Interaktion. Der Drang zu emotioneller, intellektueller wie auch zu intensiver sexueller Kommunikation verstärkt sich nach der Einnahme von GHB. Dabei werden Schüchternheit und Berührungsängste viel leichter überwunden als gewöhnlich. GHB erleichtert somit das Zustandekommen intimer Kontakte und erhöht zudem die Erlebnisintensität körperlicher Berührungen.

GHB stimuliert auch die optische Wahrnehmung. Farbkontraste werden stärker empfunden und sonst kaum merkbare Farbnuancen können Anlass zu lang andauernden Betrachtungen von Gegenständen sein. Auf diese Weise wird die Schönheit von so manchen Dingen entdeckt, die sonst völlig unbeachtet übersehen und für belanglos gehalten werden. GHB ruft jedoch im Allgemeinen bei Dosierungen unter zwei Gramm keine Halluzinationen hervor.

Der Genfer Biologe, Forscher und Publizist Claude Rifat[81] beschrieb die psychotropen Wirkungen von GHB, das er als authentisches Antidepressivum bezeichnete, wie folgt:

- GHB stimuliert die Geselligkeit, das heißt, man hat das Bedürfnis, auf den verschiedensten Ebenen mit anderen Menschen zu kommunizieren: emotionell, intellektuell und sexuell. Durch diese Kommunikation entsteht ein sehr stark empfundenes Glücksgefühl. Warum? Weil GHB aller Wahrscheinlichkeit nach jenes konditionierte System inaktiviert, das in einem Schüchternheit, Angst und Paranoia auslöst. GHB wirkt angstlösend und fördert Vertrauen.
- GHB gibt einem ein starkes Verlangen, andere Menschen zu berühren, körperlich wie auch psychologisch.
- Kommunikation wird als sehr angenehm empfunden, da man anderen Menschen nahe kommen will (und kann) und kein Bedürfnis nach Abgrenzung (Isolation) verspürt.
- GHB verstärkt die Empfindung für das Schöne. Alles erscheint wunderbar schön, viel lebendiger, erfreulicher, wichtiger und „tiefer“ als im nüchternen Zustand.
- GHB verstärkt die Wahrnehmung von Bewegungen.
- Die räumliche Wahrnehmung wird verstärkt und die Sicht wird klarer.
- Die Kontraste der Farben werden intensiver wahrgenommen. Das Gelb einer Löwenzahnblüte oder das Rot einer Rose erscheint vor dem Hintergrund einer grünen Wiese heller und glänzender als gewöhnlich. Die Farben scheinen reeller und einem näher zu sein als sonst.
- Man verspürt ein Gefühl von Frische in seinem Gesicht.
- GHB kann ein starkes Hungergefühl hervorrufen. Diese Eigenschaft von GHB könnte für die Behandlung von Magersucht (Anorexie) nützlich sein.

- Für einen (heterosexuell veranlagten) Mann erscheint eine Frau oft sehr ansprechend und attraktiv. Vor seinen Augen kann sie wie eine Göttin wirken. Frauen (heterosexuell veranlagte) können analoge Empfindungen für Männer verspüren (schwule Männer für Männer und Lesben für Frauen natürlich ebenso!).

- GHB ist ein sehr hilfreiches Werkzeug, um den emotionellen Background eines Menschen zu erforschen (untersuchen) und zu erkennen. Beispielsweise werden verliebte Menschen durch die Wirkung von GHB sich noch stärker lieben.

- Manche Menschen müssen nach dem Konsum von GHB heftig weinen, weil sie zuvor viele Gefühle verdrängt haben. Unter dem Einfluss von GHB zu weinen, kann sehr befreiend sein, da Dinge zum Vorschein kommen, die man tief in sich verdrängt hatte und die einem Schmerzen (Leid) bereiteten. Weinen unter der Wirkung von GHB kann einen von diesen Schmerzen befreien.

- GHB intensiviert die Empfindungen. Das Bedürfnis nach Berührung (Körperkontakt), Küssen, Streicheln, Umarmung, Liebe und Sex wird gesteigert. Das bedeutet, dass man mit an deren Menschen in vielfältiger Weise in enger Verbindung treten will, da man sich sehr gesellig und zutraulich fühlt.

- GHB steigert das sexuelle Verlangen sowohl beim Mann als auch bei der Frau und macht die Klitoris (den Kitzler) der Frau empfindsamer. Beim Mann kann die Fähigkeit zur Erektion gemindert sein.

- GHB kann das Gefühl auslösen, dass bestimmte Dinge bedeutungsvoll sind, obwohl man vom Verstand her diesen Dingen keine besondere Bedeutung zumessen würde und auch das mystische Empfinden für deren Bedeutung nicht erklären kann.

- GHB stimuliert die Erinnerung an Ereignisse, die man bei früheren Einnahmen von GHB erlebt hat. Besonders oft kann man sich auch an Gefühle (Gefühlsregungen) erinnern, die man zuvor schon auf GHB erlebte, und kann diese dann erneut erleben. Aufgrund dieser Beobachtung könnte (sollte) GHB ein Mittel der Wahl für die Psychoanalyse sein.

- Nicht selten verspüren Menschen nach dem Konsum von GHB das Bedürfnis, auf die Toilette zu gehen, um sowohl die Blase als auch den Darm zu entleeren. Dies liegt vermutlich an der stark entspannenden Wirkung von GHB auf die gesamte Muskulatur.
- GHB bewirkt eine angenehme Muskelentspannung, insbesondere in den Beinen.
- Eine der bemerkenswertesten Eigenschaften von GHB ist, dass es ein starkes Verlangen zu leben und am Leben zu bleiben auslöst, selbst unter widrigen (ungünstigen) Bedingungen.

3.5.3 Unterschiede zwischen GHB, GBL und BDO

GBL (Gamma-Butyrolacton) und BDO (Gamma-Hydroxybutanol) werden seit dem Verbot von GHB häufig als Substitut (Ersatzmittel) für GHB gebraucht. GBL und BDO sind wichtige chemische Zwischenprodukte und sind im Großhandel für Chemikalien erhältlich, jedoch selten in klinisch reiner Form, so dass auf dem Schwarzmarkt für psychotrope Substanzen häufig verunreinigtes GBL und BDO angeboten wird und somit mit unerwünschten wie auch unangenehmen Nebenwirkungen zu rechnen ist. Großtechnisch ist das chemische Ausgangsprodukt die Maleinsäure. Daraus wird Bernsteinsäure hergestellt, daraus dann GBL, daraus dann BDO und schließlich THF (Tetrahydrofuran). THF ist mit das wichtigste technische Lösungsmittel.

Maleinsäure + H_2 > Bernsteinsäure + H_2 - $2H_2O$ > γ-Butyrolacton + $2H_2$ > 1,4-Butandiol - H_2O > THF

GBL (Gamma-Butyrolacton) ist eine Vorläufersubstanz von GHB und wird im Körper zu GHB umgewandelt. GBL ist ein viel verwendetes Lösungsmittel (Farbentferner, Grafittientferner, Nagellackentferner, Reinigungsmittel). GBL wird auch zur Herstellung von Pharmazeutika und Chemikalien für die Landwirtschaft verwendet. GBL ist für die chemische Industrie unersetzlich, das heißt, GBL kann nicht durch andere Stoffe substituiert werden.[82] GBL ist stark ätzend und kann die Schleimhäute reizen.

BDO (Gamma-Hydroxybutanol) ist eine wasserlösliche, farblose (zähe) Flüssigkeit und wird in der Chemie wegen seiner hygroskopischen (die Feuchtigkeit anziehenden) und weichmachenden Eigenschaften an Stelle von Glycerin und Glycol (auch Glykol, einfachster zweiwertiger Alkohol) verwendet und zwar in der Textil- und Papierindustrie und zur Rauchwarenveredlung. Es ist außerdem ein wichtiges Zwischenprodukt zur Synthese anderer Chemikalien, unter anderem auch von Gamma-Butyrolacton. Die Badische Anilin- & Soda-Fabrik (BASF Aktiengesellschaft in Ludwigshafen) produziert und verkauft Diole und Polyalkohole in der ganzen Welt. Das Unternehmen ist der größte Hersteller von 1,4-Butandiol (BDO), einem chemischen Baustein für Produkte wie Polyester und Polyurethane. Die BDO-Derivate Tetrahydrofuran, PolyTHF®, Gamma-Butyrolacton und *N*-Methylpyrrolidon werden zur Herstellung einer Reihe von Produkten, zum Beispiel Fasern oder Farben, verwendet.[83]

GBL	= Gamma-Butyrolacton = Gamma-Hydroxybuttersäurelacton	= Butano-4-lacton = Tetrahydrofuran-2-on
BDO	= Gamma-Hydroxybutanol = 1,4-Butandiol = 1,4-Dihydroxybutan	= Tetramethylen-1,4-diol = 1,4-Butylenglycol

GBL wird nach oraler Einnahme vom Körper schneller absorbiert als GHB, das heißt, die Bioverfügbarkeit von GBL ist größer als die von GHB. GBL wird mittels eines Enzyms sowohl in der Leber als auch im Blut durch Hydrolyse rasch in GHB umgewandelt. Die Halbwertszeit von GBL ist geringer als eine Minute, das heißt, innerhalb von weniger als 60 Sekunden wird mindestens die Hälfte des im Blutkreislauf befindlichen GBL in GHB umgewandelt. Organische Schäden nach Verabreichung von GBL wurden nicht beobachtet. Eine karzinogene Wirkung konnte bislang nicht nachgewiesen werden.[84]

BDO wird in der Leber, aber auch im Gehirn und in den Nieren durch Oxidationsprozesse zu GHB umgewandelt. Zuerst wird BDO durch Oxidation in Gamma-Hydroxybutyraldehyd umgewandelt, das Aldehyd wird dann durch einen weiteren Oxidationsprozess in GHB verwandelt. Das Aldehyd ist zwar giftig, doch durch die rasche Oxidation erreicht das Zwischenprodukt des Metabolismus von BDO zu GHB keine wirklich toxische Dosis. Organische Schäden nach Verabreichung von BDO wurden nicht beobachtet. Eine karzinogene Wirkung konnte bislang nicht nachgewiesen werden.[85]

Die narkotische Wirkung von GBL und BDO dauert länger als die von GHB. BDO belastet die Leber stärker als GHB, und die Dosierung von GBL und BDO ist wesentlich niedriger anzusetzen als bei GHB. GBL und BDO sind selten auf dem Schwarzmarkt in klinisch reiner Form erhältlich. Deshalb muss immer mit Nebenwirkungen durch herstellungsbedingte Verunreinigungen gerechnet werden.

3.5.4 Hinweise zur Dosierung

GHB wird zumeist in der Form von Natrium-Gamma-Hydroxybutyrat (Natrium-GHB, Na-GHB) ausgeliefert. Die handelsüblichen Ampullen mit 10 Milliliter Injektionslösung (Somsanit®) enthalten 2,423 Gramm Natrium-GHB entsprechend 2,000 Gramm GHB. Die handelsübliche Lösung zum Einnehmen (Xyrem®)[86] enthält 500 mg Natrium-GHB pro Milliliter Lösung. Es gelten somit folgende Entsprechungen:

1,000 g GHB entspricht	1,211 g Na-GHB 5,0 ml Injektionslösung (Somsanit®) 2,4 ml Lösung zum Einnehmen (Xyrem®)
1,000 g Na-GHB entspricht	0,825 g GHB 4,1 ml Injektionslösung (Somsanit®) 2,0 ml Lösung zum Einnehmen (Xyrem®)

Um die gleiche Wirkungsintensität mit GBL (Gamma-Butyrolacton) oder mit BDO (1,4-Butandiol) wie mit GHB (Gamma-Hydroxybutyrat) zu erzielen, müssen erstgenannte Substanzen niedriger dosiert werden als GHB respektive Na-GHB (Natrium-Gamma-Hydroxybutyrat). In der folgenden Tabelle sind die Wirkungsäquivalenzen (Dosierungen, die die gleiche Wirkung entfalten) der Substanzen Na-GHB, GBL und BDO zusammengestellt.

Wirkungsäquivalenzen von Na-GHB, GBL und BDO		
Na-GHB	**GBL**	**BDO**
1,00	0,68	0,71
1,47	1,00	1,04
1,41	0,96	1,00

Die Wirkung von GHB ist stark dosisabhängig. Zudem ist die Wirkung bei einem Mischkonsum mit anderen psychotropen Substanzen oft deutlich anders ausgeprägt als nach dem alleinigen Konsum von GHB. Die folgenden Angaben sind überlieferte Erfahrungswerte und beziehen sich auf die Substanz GHB respektive genauer auf die Substanz Na-GHB, die handelsübliche Form von GHB. Um die entsprechende Werte für GBL zu erhalten, sind die Mengenangaben mit 0,68 zu multiplizieren oder näherungsweise zieht man ein Drittel der bei Na-GHB angegeben Werte ab. Die Dosierungen sind für eine etwa 70 Kilogramm schwere Person berechnet. Aufgrund der Angaben Milligramm pro Kilogramm Körpergewicht (mg/Kg) können die Werte leicht für Personen mit einem größeren oder kleineren Körpergewicht berechnet werden. Die Beschreibungen der Effekte gelten für den alleinigen und einmaligen oralen Konsum von GHB respektive GBL oder BDO (Monokonsum) und nicht für den Mischkonsum mit anderen psychotropen Substanzen.

Dosierung (Na-GHB)	Effekt (nach einmaligen Monokonsum)
0,5 bis 1,5 Gramm (ca. 7 bis 21 mg/Kg)	Neben der antidepressiven und anxiolytischen (angslösenden) Wirkung verspürt der Konsument einen leicht euphorisierenden und sozialisierenden Effekt. Der Konsument fühlt sich zumeist ausgeglichen, entspannt und leicht berauscht, die Sinneseindrücke werden verstärkt, das Kontaktbedürfnis und die Libido (der Sexualtrieb) werden erhöht und eine verstärkte körperliche Sensibilität tritt ein.
1,5 bis 2,5 Gramm (ca. 21 bis 36 mg/Kg)	Das Farbsehen ist sehr stark intensiviert und es können auch Halluzinationen auftreten. Auf der körperlichen Ebene tritt eine stark ausgeprägte Verstärkung der Lust nach Berührung ein. Die Liebeslust ist übermäßig angeregt. Deshalb wird GHB in Dosierungen um 2 Gramm gerne als Kuschel- und Sexdroge eingenommen.
2,5 bis 3,0 Gramm (ca. 36 bis 43 mg/Kg)	Das euphorische Glücksgefühl wird nicht selten plötzlich durch Schläfrigkeit, Schwindelgefühl, Übelkeit, Brechreiz und Erbrechen getrübt. Muskelzuckungen, Krämpfe, Bradykardie (Verlangsamung des Pulses) und starke Halluzinationen können auftreten.
3,0 bis 4,0 Gramm (ca. 43 bis 57 mg/Kg)	In der Regel führen solche Dosierungen anfangs zu Benommenheit und Artikulationsschwierigkeiten, dann zumeist nach wenigen Minuten zu Bewusstlosigkeit. Im Allgemeinen wachen die Konsumenten solcher Dosierungen nach mehreren Stunden Schlaf ohne bleibende Schäden wieder auf und fühlen sich zumeist gut ausgeschlafen.
4,0 bis 6,0 Gramm (ca. 57 bis 86 mg/Kg	Narkotische Dosis, die in der Regel innerhalb weniger Minuten zu Bewusstlosigkeit respektive Koma führt. Das Koma verläuft in den weitaus meisten Fällen reversibel und ohne bleibende Schäden. Die Phase des Abtauchens in die Bewusstlosigkeit wie auch die Phase des Erwachens nach mehreren Stunden verlaufen sehr rasch. Nach dem Aufwachen aus dem Koma sind GHB- Konsumenten oft innerhalb von wenigen Sekunden wieder völlig orientiert, reagieren absolut adäquat und weisen kaum Residuen (Krankheitsfolgen) und keinen *„hangover“* auf.

Dosierung (Na-GHB)	Effekt (nach einmaligen Monokonsum)
4,0 bis 6,0 Gramm (ca. 57 bis 86 mg/Kg)	Narkotische Dosis, die in der Regel innerhalb weniger Minuten zu Bewusstlosigkeit respektive Koma führt. Das Koma verläuft in den weitaus meisten Fällen reversibel und ohne bleibende Schäden. Die Phase des Abtauchens in die Bewusstlosigkeit wie auch die Phase des Erwachens nach mehreren Stunden verlaufen sehr rasch. Nach dem Aufwachen aus dem Koma sind GHB- Konsumenten oft innerhalb von wenigen Sekunden wieder völlig orientiert, reagieren absolut adäquat und weisen kaum Residuen (Krankheitsfolgen) und keinen *„hangover“* auf.

3.5.5 Risiken und Nebenwirkungen

Bis 1997 war der Gebrauch von GHB als Freizeitdroge in Deutschland wenig verbreitet. Dies änderte sich jedoch schlagartig nach einer bundesweiten Pressekampagne, die der damalige Bundesdrogenbeauftragte Eduard Lintner (CSU) vor der Love Parade in Berlin im Juni 1998 inszinierte. Unter Berufung auf die *„Welt am Sonntag“* vom 21. Juni 1998 und auf diverse Nachrichtenagenturen *(AFP: Neue Designer-Droge in deutscher Techno-Szene aufgetaucht – Zahl der Drogentoten drastisch gestiegen, Agenturmeldung vom 20.06.1998; DPA: Mehr Drogentote – Drogenbeauftragter warnt vor „Liquid Ecstasy“, Agenturmeldung vom 21.06.1998; AP: Bundesregierung warnt vor neuer Designerdroge, Agenturmeldung vom 21.06.1998)* erschienen unter Ängste schürenden Überschriften zahlreiche Artikel zu einer angeblich neuen Designerdroge namens *„Liquid Ecstasy“*, in denen der Bundesdrogenbeauftragte Eduard Lintner zitiert wurde:

„Wie bei Ecstasy-Tabletten handelt es sich um eine höchst gefährliche Substanz, die zunächst euphorisiert, dann Übelkeit, Erbrechen und Atemnot bis zu schweren Atembeschwerden, Anfällen und Komazuständen erzeugt. [...] Den Konsumenten, die meist aus der Techno-Szene stammen, droht ein totaler Horrortrip.“

Weiter hieß es, in Diskotheken in Herford und Bielefeld seien größere Mengen sichergestellt worden. Keine der oben bezeichneten Nachrichtenagenturen und kaum eine Zeitung meldete jedoch, als sich herausstellte, dass die Bielefelder Drogenfahnder keinen einzigen Tropfen *„Liquid Ecstasy“* beschlagnahmten und dass „Liquid Ecstasy“ keine neue Designerdroge ist, sondern ein altbekanntes verschreibungspflichtiges Medikament, das unter dem Namen *„Somsanit“* im Handel erhältlich ist. „Somsanit“ ist ein eingetragenes Warenzeichen der Dr. Franz Köhler Chemie GmbH. Anwendungsgebiete gemäß Beipackzettel der Firma Köhler des im allgemeinen intravenös verabreichten Medikamentes sind: Kaiserschnittentbindungen und Geburtsanästhesie, Unfallchirurgie und Risikofälle aller Art, langandauernde Operationen, Herzkathetisierung, Neurochirurgie und Kinderchirurgie.

Dass Lintner, der der Techno-Szene äußerst medienwirksam den *„totalen Horrortrip“* vorausgesagt hatte, am folgenden Montag von seinem Szenario abrückte, war kaum in einer Zeitung nachzulesen. Eine der wenigen erhellenden Ausnahmen stellte in diesem Fall der Kölner Stadtanzeiger dar. Axel Spilker berichtete in der Ausgabe vom 23.06.1998 über die Falschmeldung des Bundesdrogenbeauftragten ausführlich unter der Überschrift: *„Lintner tritt den Rückzug an. Vermeintliche Superdroge „Liquid Ecstasy“ existiert nur in der Phantasie“.*

Bis Sommer 1998 wurde GHB in Deutschland außer als Arzneimittel in der Chirurgie vorwiegend nur als Leistungssteigerungsmittel (Doping-Stoff) im Bereich des Hochleistungssports und von Body-Buildern gebraucht. In der Partyszene war GHB bis dahin wenig verbreitet und kaum bekannt. Erst durch die vom Bundesdrogenbeauftragten ausgelöste Berichterstattung in den Medien wurden viele auf diesen sogenannten *„neuen“* Stoff aufmerksam und GHB hielt rasch Einzug in diverse Gesellschaftskreise, so auch in der Party- und Technoszene.

Die Überschriften der Agenturmeldungen, die einen Anstieg der Zahl der Drogentoten mit dem Konsum von GHB in der Szene verknüpften, haben mit der Realität überhaupt nichts zu tun. So kann man im Bericht *„Report on the Risk Assessement of GHB in the Framework of the Joint Action on New Synthetic Drugs“* der Europäischen Beobachtungsstelle für Drogen und Drogensucht vom 29.09.2000 nachlesen, dass in der Europäischen Union im Zeitraum vom September 1995 bis Januar 2000 insgesamt

11 Todesfälle im Zusammenhang mit dem Konsum von GHB jenseits des medizinischen Gebrauchs registriert wurden. Vier Fälle waren im Vereinigten Königreich (UK), vier in Schweden, zwei in Finnland und einer in Dänemark zu beklagen. Zudem wurden zwei Fälle aus Norwegen (nicht EU-Mitglied) gemeldet. Im gleichen Zeitraum wurden in den Ländern der EU insgesamt etwa 200 Personen wegen Komplikationen aufgrund übermäßigen Konsums von GHB (zum großen Teil in Kombinationen mit anderen Drogen) als Notfallpatienten in Krankenhäuser eingeliefert.[87] Erst nachdem GHB in diversen Ländern der EU den betäubungsmittelrechtlichen Bestimmungen unterstellt wurde, stieg der Konsum massiv an und entsprechend auch die Zahl der durch den Konsum bedingten Notfälle. In der Pressemitteilung der Europäischen Beobachtungsstelle für Drogen und Drogensucht vom 17.03.2008 heißt es, dass Untersuchungen in einigen europäischen Städten zeigen, dass unbeabsichtigte Überdosierungen im Zusammenhang mit dem Gebrauch von GHB/GBL in der Freizeit einen signifikanten Anteil aller von Rettungsdiensten oder Krankenhäusern berichteten Notfälle in Verbindung mit illegalen Drogen darstellen. Eine Studie im Krankenhaus auf Ibiza (2005) zeigte, dass 8% der mit illegalen Drogen zusammenhängenden Notfälle in Verbindung mit GHB/GBL standen. In Amsterdam (2005) war die Zahl der nicht-tödlichen Notfälle im Zusammenhang mit dem Konsum von GHB/GBL höher als die Anzahl der Notfälle, die mit dem Konsum von halluzinogenen Pilzen, Ecstasy, Amphetaminen und LSD in Verbindung gebracht wurde. Ein Krankenhaus in London berichtete über 158 Fälle im Zusammenhang mit GHB/GBL in 2006. [88]

EU Mitgliedstaaten berichten selten über Todesfälle im Zusammenhang mit GHB/GBL. Die Fallstudie *„GHB und dessen Grundstoff GBL, Fallstudie über einen neuen Trend“* berichtet: *„Es gibt einen Mangel an akkuraten und vergleichbaren Systemen zur Erfassung der Anzahl der Todesfälle und nicht-tödlichen Notfälle im Zusammenhang mit dem Konsum von GHB und dessen Grundstoffen.“* Gerichtsmedizinische Analysen sind schwierig aufgrund des engen Zeitfensters, in dem GHB nachweisbar ist

(6-8 Stunden im Blut; 10-18 Stunden im Urin). Es ist auch wichtig anzumerken, dass GHB in kleinen Mengen auf natürliche Weise im Körper vorkommt und im Verwesungsprozess entsteht.[89]

Zum Vergleich: Bis im Juli 1999 sind 564 Todesfälle bekannt geworden, die im Zusammenhang mit der Einnahme von Sildenafil (Viagra®) stehen. Pro Million Verschreibungen von Viagra entspricht dies einer Todesrate von 49 Fällen. (JAMA, Medical News & Perspectives, Vol. 283 No. 5, February 2, 2000). Das Risiko, nach der Einnahme von Viagra zu sterben, liegt somit bei 1 zu 20.500. Das Risiko, an Ecstasy zu sterben, ausgedrückt durch das Verhältnis der Zahl der Todesfälle zu jener der Ecstasy-Konsumenten, ist dagegen sehr klein (mindestens 50 mal kleiner bis maximal 850 mal kleiner). Es liegt minimal bei einem Todesfall auf 17000000 Konsumenten bis maximal einem auf 1000000 Konsumenten. (Schweizerisches Bundesgericht, BGE, 125, 90 ff; Aktenzeichen 6S.288/1998/rei; Entscheid Kassationshof, Sitzung vom 21.04.1999).[90] GHB gilt hingegen als eine sichere Droge, die in vernünftigen Dosierungen nicht toxisch ist und äußerst selten unangenehme Nebenwirkungen hervorruft.[91] Dies gilt jedoch nur, solange GHB nicht gleichzeitig mit anderen Drogen konsumiert wird. Insbesondere sei hier mit aller Deutlichkeit hervorgehoben, dass der gleichzeitige Konsum von Alkohol und GHB nicht nur zu äußerst unangenehmen Nebenwirkungen, sondern zu ernsthaften Komplikationen führen kann. Diese Komplikationen (vor allem Atemdepression, Kreislaufkollaps und Brechreiz im Zustand der Bewusstlosigkeit) machen oft eine sofortige Einweisung in ein Krankenhaus unumgänglich. Patienten, die wegen Mischkonsums von GHB und Alkohol in eine Klinik eingeliefert wurden, müssen dort in der Intensivstation betreut werden.

Eine lebensgefährliche Verstärkung der GHB-Wirkung (Atemdepression, Koma, epileptische Anfälle) ist bei Patienten, die Proteasehemmer einnehmen, verschiedentlich beobachtet worden. Dies gilt auch bei einer relativ geringen Dosis, die man früher (ohne Proteasehemmer) gut vertragen hat. In Anwesenheit von Proteasehemmern wie Ritonavir (Norvir®) und Saquinavir

(Invirase®) oder dem nichtnukleosidischen Reverse-Transkriptase-Inhibitor (NNRTI) Efavirenz (Sustiva®) kann es zu erhöhten GHB-Konzentrationen und damit verlängerter und verstärkter Wirkung dieser Substanz kommen. Erhöhte respektive toxische GHB-Spiegel können epileptische Anfälle, einen verlangsamten Herzschlag, eine Atemdepression sowie einen völligen Bewusstseinsverlust auslösten. Da in Studien nur einzelne Substanzen getestet werden, sind Wechselwirkungen mit weiteren Substanzen trotz Nicht-Nennung nicht ausgeschlossen.[92]

Als nachteilig nach dem Konsum von GHB in höheren Dosierungen wird das häufige Auftreten von Myoklonien (kurze ruckartige Zuckungen einzelner Muskeln) und Erbrechen, das gelegentliche Auftreten von metabolischer Azidose (Störung im Säure-Basen-Haushalt mit Abfall des aktuellen Bicarbonatpegels) und Hypokaliämie (Elektrolytstörung mit Erniedrigung des Kaliumpegels) sowie in Einzelfällen unkalkulierbar lange klinische Wirkdauer beschrieben. Diese Nebenwirkungen treten auch beim Monokonsum von GHB auf, das heißt, nach einem Konsum von GHB ohne Einnahme von weiteren Substanzen, jedoch seltener als nach einem Mischkonsum. Gemäß einer Analyse von 141 Fällen von Überdosierungen mit GHB respektive mit GBL aus den Jahren 1995 bis und mit 2003 des Schweizerischen Toxikologischen Informationszentrums mussten 8% der Patienten nach überdosiertem Monokonsum erbrechen, bei Mischkonsum mit Alkohol waren es 32%. Auch die Wahrscheinlichkeit in ein so tiefes Koma zu fallen, dass man nicht mehr ansprechbar ist (*non-reactive coma*), ist nach einem Mischkonsum weitaus größer als nach einem Monokonsum. So fielen 18% der Patienten nach einem Monokonsum in ein tiefes Koma, jedoch 32% der Patienten nach einem GHB/GBL-Alkohol-Mischkonsum und 38% der Patienten, die außer GHB/GBL mehr als nur eine weitere Droge konsumierten. Eine körperliche Abhängigkeit von GHB respektive von GBL wurde nur sehr selten beobachtet und nur bei Personen, die über einen längeren Zeitraum hinweg täglich mehr als 20 Gramm GHB respektive GBL konsumierten. Da die Entzugssymptome nicht lange andauern, brauchen die Patienten nur eine Behandlung während der kritischen Phase und müssen nicht in eine psychiatrische Klinik eingewiesen werden.[93]

Mit einer therapeutischen Breite von 1:30, das heißt mit einem Verhältnis von 1:30 zwischen der therapeutischen und der tödlichen Dosis, ist eine Überdosierung mit GHB bei bestimmungsgemäßer Anwendung nahezu ausgeschlossen. Sollten sich im Einzelfall zu lange Nachschlafzeiten ergeben oder andere unerwünschte Nebenwirkungen auftreten, kann der Patient von einem Arzt mit dem Parasympathomimetikum Physostigmin (Anticholium®) antagonisiert werden. Dazu wird initial 2 mg Physostigmin intramuskultär oder sehr langsam intravenös appliziert und bei Bedarf 1 bis maximal 4 mg alle 20 Minuten bis zu 8 Stunden nachgespritzt.[94] Bei Bradykardien (Verlangsamung des Pulses) mit Herzfrequenzen unter 30 Schlägen pro Minute ist eine Gabe von Atropinsulfat angezeigt und zum Durchbrechen des Status epilepticus Diazepam. Ausschließlich bewusstlose GHB-Konsumenten mit erhaltenen Vitalfunktionen erholen sich meist rasch nach der Beendigung des Rauschzustandes und bedürfen keiner weiteren klinischen Behandlung.

3.5.6 Hinweise zu Risiken und Nebenwirkungen

- Die größten Risiken und Nebenwirkungen liegen in der Kombination von GHB mit Alkohol. Von dieser *„Mischung“* ist auf jeden Fall abzuraten! Mehr dazu unter Mischkonsum.
- GHB verstärkt die Wirkung anderer zentral-nervös wirksamer Substanzen (zum Beispiel Verstärkung der atemdepressiven Wirkung der Opiate). Folienrauchen unter dem Einfluss von GHB kann ebenso zu Atemstillstand führen wie der Konsum von GHB nach einer Heroininjektion!
- GHB ist kontraindiziert (sollte nicht eingenommen werden) nach der Einnahme von Barbituraten, Benzodiazepinen und Antihistaminika.
- GHB kann vor allem in narkotischen Dosierungen (mehr als 2,5 Gramm) heftigen Brechreiz auslösen. Durch die Wirkungskombination (Narkose und Brechreiz) besteht akute Erstickungsgefahr!

- Unter der Wirkung von höheren GHB-Dosierungen verschwindet der Lidreflex. Dadurch ist es für medizinisch nicht ausge bildete Personen schwer einschätzbar, ob jemand nach GHB-Konsum nur im Tiefschlaf ist oder bereits im Koma liegt. Im Zweifelsfall sofort einen Arzt rufen.
- Gelegentlich auftretende Muskelzuckungen verschwinden nach kurzer Zeit meistens von selbst. Durch Gabe von niedrigen Barbiturat-Dosierungen können diese Zuckungen von einem Arzt leicht beherrscht werden.
- Personen mit Epilepsie sollten GHB auf jeden Fall meiden.

3.5.7 Safer Use

Der Harvard Professor für Psychologie, Timothy Leary, entwickelte in den frühen 60er Jahren die heute weltweit anerkannte Theorie von Drug, Set und Setting. Er folgerte aus vielen Beobachtungen, dass die Qualität von Drogenerfahrungen wesentlich durch die verabreichten Mengen und Kombinationen bestimmter Substanzen (Drug), durch die innere Bereitschaft und persönliche Befindlichkeit (Set) und die äußeren Umstände (Setting) bestimmt werden.

Die meisten wissenschaftlichen Arbeiten zur Thematik Drogen- und Rauschkultur fundieren in der Analyse von Substanzwirkungen, wobei Art und Menge der Substanz sowie die Dauer des Konsums die wichtigsten Ausgangspunkte der Analysen sind. Tätig in diesem Bereich (Drug) sind vor allem Pharmakologen und Ärzte. Weit weniger Veröffentlichungen von wissenschaftlichen Untersuchungen gibt es zu den Wirkungen bestimmter Substanzen bei unterschiedlich ausgeprägten Eigenschaften der Konsumenten. Im Vordergrund dieser Untersuchungen steht die Abhängigkeit des Rauscherlebnisses von den Charaktereigenschaften und der Befindlichkeit der Konsumenten (Set). Bezüglich der äußeren Umstände, das sind die kulturellen und sozialen Rahmenbedingungen (Setting), die Drogenerlebnisse beeinflussen, gibt es nur wenige Forschungsergebnisse, obwohl gerade diese Rahmenbedingungen die Konsummuster wie auch die Erlebnisqualitäten ganz erheblich prägen. Dies gilt ganz besonders für den Gebrauch von GHB. Deshalb betreffen die meisten hier aufgeführten *„Safer-Use-Regeln“* das Set und Setting und nicht die Substanz selbst.

- Die Umgebung sollte vor einer hochdosierten GHB-Einnahme gut vorbereitet sein. Jeder braucht einen bequemen Platz zum Sitzen oder Liegen.
- GHB sollte niemals eingenommen werden, wenn man alleine ist, da immer unerwartete Nebenwirkungen auftreten können und man eventuell auf die Hilfe anderer angewiesen sein könnte.
- Sex auf GHB kann sehr geil sein, das Suchen und Herbeischaffen von Kondomen und Gleitcreme jedoch äußerst anstrengend oder mühsam. Deshalb sollte man sich zuvor alles schön zurechtlegen, was man nach der GHB-Einnahme brauchen könnte: Kondome, Gleitcreme, Massageöl, Getränke, …
- Vor der Einnahme sollte die Dosierung nochmals genau geprüft werden. Sollte die Wirkstoffkonzentration der Flüssigkeit nicht genau bekannt sein, gilt die Regel: lieber weniger als mehr. Nach einer Überdosierung verschläft man bestenfalls die Zeit, in der das GHB wirkt. Nach einer Unterdosierung hingegen kann man später immer noch entscheiden, ob man es mit einer höheren Dosierung versuchen will.
- Vor der Einnahme sollte man sich nochmals genau erkundigen, ob die Partner und/oder Partnerinnen zuvor schon andere psychoaktive Substanzen konsumiert haben und ob diese mit GHB verträglich sind. Bereits geringe Mengen von Alkohol können ein GHB-Erlebnis auf äußerst unangenehme Weise trüben.
- GHB beeinträchtigt das Reaktionsvermögen. Deshalb sollte man nach dem Konsum von GHB auf keinen Fall ein Fahrzeug lenken oder gefährliche Maschinen bedienen.

3.6 Ketamin (Special K)

3.6.1 Substanz

Ketamin ist ein Anästhetikum mit schnellem Wirkungseintritt und ebenso raschem Abklingen der Wirkung, das sowohl in der Humanmedizin wie auch in der Veterinärmedizin eingesetzt wird. Medizinisch ist Ketamin ein dissoziatives Anästhetikum, chemisch gehört Ketamin zur Stoffklasse der Phencyclidinderivate.

Ketamin (Ketalar®; Ketanest®)	= 2-(2-Chlorphenyl)-2-methylaminocyclohexanon = 2-Methylamino-2-(2-chlorophenyl)cyclohexanon = CI-581 = CL-369

Im Rahmen eines Forschungsauftrages der Firma Parke-Davis bei der Suche eines Ersatzes für das mit starken Nebenwirkungen behaftete Narkosemittel Phencyclidin (PCP, Angel Dust) synthetisierte Calvin L. Stevens, Pharmakologe an der Wayne State University (Detroit, Michigan, USA), im April 1962 erstmalig die Substanz Ketamin. Die ursprüngliche Bezeichnung der Substanz im Laborbuch lautete CL-369. Später wurde die Substanz unter der Bezeichnung CI-581 (*CI = clinical investigation*) geführt. Obwohl der Pharmakologe Calvin L. Stevens im Auftrag der US-amerikanischen Firma Parke-Davis forschte, wurde das Herstellungsverfahren von Ketamin ohne Wissen der Firma Parke-Davis 1963 in Belgien zum Patent angemeldet (Belgisches Patent 634.208 vom 4. November 1963), was in der Folge zu einem Rechtsstreit führte.[95] Im Jahre 1966 erhielt dann Parke-Davis das US-Patent (Nr. 3.254.124) für die Herstellung von Ketamin als Arzneimittel sowohl für die Humanmedizin als auch für die Tiermedizin.[96] Edward Felix Domino,[97] Professor für klinische Pharmakologie an der Universität in Michigan (USA), führte am 3. August 1964 seinen ersten (nicht medizinischen) Selbstversuch mit Ketamin durch und erkannte dabei das psychedelische Potenzial der Substanz. Die Bezeichnung *„dissoziatives Anästhetikum"* für Ketamin wurde von ihm dann im folgenden Jahr 1965 eingeführt.[98]

Ende der 60er Jahre des letzten Jahrhunderts setzte die US-Armee in Vietnam Ketamin in großem Umfang als Anästhetikum zur Behandlung verwunderter Soldaten ein. In den 70er Jahren nutzten dann vor allem Ärzte, Psychiater und andere Forscher Ketamin als *„Freizeitdroge"* zur Erforschung des Bewusstseins. Durch die Veröffentlichung von zwei Büchern mit präzisen Beschreibungen von Erfahrungen mit dem Wirkstoff Ketamin in verschiedenen Dosierungen im Jahre 1978 wurde die Substanz weltweit bekannt und in der Folge immer häufiger außerhalb der medizinischen Indikation genutzt. Hierbei handelt es sich um die Bücher *„Journeys Into the Bright World"* von Marcia Moore und Howard Alltounian[99] und *„The Scientist"* von John Cunningham Lilly.[100]

Ketamin ist ein Narkosemittel. Es wird primär in der Veterinärmedizin eingesetzt, ist jedoch auch in der Humanmedizin gebräuchlich. Hier vornehmlich zur Einleitung und Durchführung von Vollnarkosen und zur Schmerzstillung in der Notfallmedizin, meistens in Kombination mit Diazepam (Valium®) oder anderen starken Schlafmitteln, um die in der Medizin unerwünschten Nebenwirkungen (heftige Träume, auch unangenehmer Art) zu unterbinden. Diese Nebenwirkungen sind jedoch der Grund, warum Ketamin seit langem im Kreise der erlauchten Psychonautiker als Droge geschätzt und neuerdings nicht mehr nur von Psychologen, Psychiatern und anderen Bewusstseinsforschern genutzt wird, sondern auch immer häufiger in der Party- und Schwulenszene gebraucht wird. Ketamin (Ketaminhydrochlorid) liegt in der Regel flüssig als Lösung vor und wird daher sowohl oral als auch intramuskulär oder (seltener) intravenös konsumiert. In kristalliner Form kann es geschnupft werden. In England gibt es Ketamin auch in Pillenform, wo es manchmal mit Ecstasy verschnitten ist.

Ketamin liegt im Allgemeinen als racemisches Gemisch vor, welches zu gleichen Teilen aus zwei optischen Enantiomeren [(*S*)-Ketamin, (*R*)-Ketamin] besteht. Pharmakologische Untersuchungen konnten deutliche qualitative und quantitative Unterschiede zwischen den beiden Ketamin-Enantiomeren aufzeigen. Darüber hinaus wurde eine klinische Überlegenheit von (*S*)-Ketamin in verschiedenen Therapiestudien beschrieben. (*S*)-Ketamin vermittelt vornehmlich die erwünschten Wirkungen, (*R*)-Ketamin vor allem die unerwünschten Nebenwirkungen. Diese klinischen Vorteile beziehen sich auf die anästhetische Potenz, das Ausmaß der erreichten Analgesie, auf intraoperative Effekte wie auch auf Nebenwirkungen sowie unerwünschte psychische Störungen. Die Hauptprobleme des heute klinisch eingesetzten Ketamin-Racemats liegen in den psychischen Aufwachreaktionen und in der oft auf bis zu mehrere Stunden verlängerten Aufwachphase. Es scheint, dass ein Ersatz von Ketanest® durch (*S*)-Ketamin beide Probleme minimieren würde, ohne dass die anästhetische Wirksamkeit oder die Vorteile einer Ketanest®-Narkose darunter leiden.[101] Die analgetische und anästhetische Potenz von (*S*)-Ketamin ist etwa dreifach höher als die der (*R*)-Form bzw. doppelt so hoch wie die des Racemats. Darüber hinaus wird (*S*)-Ketamin schneller eliminiert und ist damit insgesamt besser steuerbar. Neben der reduzierten Substanzbelastung führt dies zu eindeutig verkürzten Aufwachzeiten. Da (*S*)-Ketamin eine stärkere psychedelische Wirkung als das Racemat hat, muss (*S*)-Ketamin deutlich niedriger dosiert werden als das Racemat.[102]

3.6.2 Wirkung

Ketamin ist ein intravenös und intramuskulär injizierbares Allgemeinanästhetikum mit starker analgetischer (den Schmerz lindernde) Wirkung. Ketamin bewirkt eine sogenannte dissoziative Anästhesie. Die analgetische Wirkung tritt bereits bei subanästhetischen Dosierungen auf und überdauert die Anästhesie. Am Rückenmark und an peripheren Nerven zeigt Ketamin einen deutlichen lokalanästhetischen Effekt. In subklinischen Dosierungen hat Ketamin einen äußerst starken psychotropen Effekt.

Mit Beginn der Wirkung einer subklinischen Dosierung kommt es häufig zu einer fragmentarischen Auflösung der Umwelt sowie des Körperempfindens. Dies kann soweit gehen, dass man sich komplett losgelöst von Umwelt und Körper fühlt beziehungsweise keine Grenzen mehr zwischen sich und der Umgebung wahrnimmt. Das Erleben eines Ketamin-Rausches kann man grob mit einem Wachtraum vergleichen. Bei geschlossenen Augen kann es nach Dosierungen von mehr als 100 mg Ketamin intramuskulär respektive 150 mg nasal appliziert zu sehr lebhaften, farbenprächtigen und eindrucksvollen Traumbildern kommen. In Berichten von Konsumenten wird die Ketamin-Reise auch mit einem multidimensionalen Kino verglichen, wobei der Bilderfluss jenseits von allen Vorstellungen von Raum und Zeit eingestuft wird. Kommunikation auf verbaler Ebene ist unter Umständen nur mit großen Anstrengungen und Schwierigkeiten zu bewältigen, Gedanken können plötzlich abreißen und der rote Faden kann sehr leicht verloren gehen. Bei solchen Dosierungen ist aufgrund der starken narkotischen Wirkung zu gewissen Zeiten respektive in gewissen Phasen des Rausches (der Reise) jegliche Körperbewegung nahezu unmöglich.

Ketamin kann die Pforten anderer Realitäten öffnen. Traum und Wirklichkeit, Phantasien und Erinnerungen, Gefühlsregungen und die Verstandeskraft, ja alle Ebenen der Wahrnehmung und Empfindung können sich unter dem Einfluss von Ketamin zu einem farbenprächtigen Großen und Ganzen vermischen. Es gibt überhaupt keine Grenzen mehr. Man muss nicht reagieren oder aufpassen, wie etwa im Straßenverkehr, sondern man kann sich einfach völlig frei fallen lassen und dahinschweben, ohne auf irgend etwas achtgeben zu müssen. Nirgends kann man anecken, es gibt keinerlei Hindernisse und man muss auch keine Anstrengungen auf sich nehmen, um vom *„Fleck“* zu kommen. Begriffe wie nah und fern, klein und groß, schön oder scheußlich verlieren völlig ihre Wertigkeit. Es ist wie es ist, und man fliegt mit seinem Bewusstsein durch die unendlichen Dimensionen der ganzen Schöpfung. Alles passiert von alleine. Das *„Ich“* kann zum *„Es“* werden, zeitweise kann man die Welt beobachten, zeitweise findet man sich irgendwo in der Welt und zuweilen ist man gar nicht da – und doch kann man sich sehr genau erinnern, was da war, als man nicht da war![103]

Für alle Menschen, deren Leitmotiv des Lebens die Selbstbeherrschung oder gar die Beherrschung anderer und die Kontrolle der Gefühle ist, birgt Ketamin etwas Unheimliches in sich, denn während der Hauptwirkungszeit der Droge kann man die Steuerung des Trips nicht mehr mit dem Willen beeinflussen. Eine stabile Persönlichkeitsstruktur, Urvertrauen und Hingabefähigkeit sind die absolut notwendigen Voraussetzungen, um solche weite Bewusstseinsreisen wirklich genießen zu können.

Bei intravenöser Einnahme (was von erfahrenen Ketamin-Liebhabern überhaupt nicht empfohlen wird) setzt die Wirkung innerhalb von wenigen Sekunden ein. Bei den allgemein üblichen Einnahmeformen (intramuskuläre oder nasale Applikation) setzt die Wirkung nach drei bis fünf Minuten ein und dauert etwa eine halbe Stunde. Danach fühlt man sich noch eine Weile etwas benommen und sollte sich noch mindestens ein paar Stunden Zeit zum Ruhen und Entspannen gönnen.

3.6.3 Unterschied zwischen Ketamin und Phencyclidin

Im Jahre 1926 synthetisierten Koetz und Merkel erstmalig die chemische Verbindung Phencyclidin (PCP).[104] PCP ist die Abkürzung von **P**henyl-**C**yclohexly-**P**iperidin. Nachdem die ruhigstellende Wirkung von PCP an Affen erfolgreich erprobt worden war, wurde es 1956 von der Pharmafirma Parke, Davis & Co. unter der Handelsnamen Sernylan® als Tieranästhetikum auf den Markt gebracht. 1957 wurde PCP erstmals an Menschen getestet. Die 64 Probanden klagten jedoch über erhebliche Nebenwirkungen wie Angstzustände, Halluzinationen und Desorientierung.[105] Dennoch erfolgte 1963 die Zulassung von PCP als dissoziatives Anästhetikum unter dem Markennamen Sernyl® (*von engl. serenity = Heiterkeit*) zur Anwendung am Menschen, es wurde jedoch wegen starker psychischer Nebenwirkungen schon zwei Jahre später von der Pharmafirma Parke, Davis & Co. wieder vom Markt genommen.

Phencyclidin (Sernylan®, Sernyl®)	= 1-(1-Phenyl-d5-cyclohexyl)piperidin = 1-(1-Phenylcyclohexyl)piperidin = [PCP; Angel Dust]

PCP, in der Szene vor allem unter dem Namen *„Angel Dust"* bekannt, ist auf dem Schwarzmarkt sowohl in kristalliner Form als auch in Form von Pillen und als Flüssigkeit (PCP-Lösung) erhältlich und wirkt länger (4 bis 6 Stunden) und heftiger als Ketamin. Nach der Beendigung der eigentlichen *„berauschenden"* Wirkung ist noch für die Dauer von 24 Stunden – bei höheren Dosierungen auch noch wesentlich länger – mit nicht unerheblichen Nachwirkungen zu rechnen. Bei Dosierungen von 10 Milligramm oder mehr ist der Verlauf des Rausches häufig kaum vorhersehbar und je nach individueller Konstitution überhaupt nicht mehr kontrollierbar. Insbesondere ist hier das nicht selten plötzlich auftauchende aggressive Verhalten zu nennen, das sowohl gegen sich selbst (Autoaggression) als auch gegenüber anderen zu Tage treten kann. Dadurch kam es nach dem Konsum von PCP schon häufig zu Selbstverstümmelungen wie auch zum Suizid und als auch auch zu schweren Körperverletzungen und zum Totschlag. Allein in den Jahren 1981 bis 1986 wurden in St. Louis, Missouri (USA) 104 Todesfälle im Zusammenhang mit dem Konsum von PCP registriert: 4 Personen starben an einer Überdosis (Intoxikation), 6 Personen nach einem Unfall, 13 durch Suizid und 81 Personen wurden totgeschlagen respektive erschossen. In 50% der registrierten Fälle wurden außer PCP noch andere Drogen mitursächlich für das Tatgeschehen verantwortlich gemacht, wobei Alkohol mit 35% und Kokain mit 20% den größten Anteil daran hatten.[106]

PCP ist wesentlich niedriger zu dosieren als Ketamin. Für die orale Applikation werden 3 bis 5 mg als leichte Dosierung bezeichnet, 5 bis 10 mg als mittlere und 10 bis 20 mg als hohe bis sehr hohe Dosierung. Bei Dosierungen von mehr als 5 mg geht oft die Fähigkeit verloren, zwischen der äußeren Realität und der eigenen Phantasie oder Traumwelt zu unterscheiden.

Zudem ist zu beachten, dass sich PCP im Fettgewebe ablagert, so dass es bei einem Dauerkonsum von PCP zu unerwünschten Schüben kommen kann – auch nach der Einnahme sehr geringer Mengen. Ende der 60er Jahre des letzten Jahrhunderts war PCP als Freizeitdroge vor allem in Kalifornien verbreitet, zu Beginn der 70er Jahre dann in den gesamten USA. Wegen der vielen Todesfälle und den notwendigen Einweisungen in Nervenkliniken im Zusammenhang mit dem Konsum von PCP verschwand das Interesse an dieser Substanz jedoch in der Folge weitgehend wieder, PCP verschwand jedoch nicht vollkommen vom Markt und wird immer noch konsumiert.[107] Heute ist PCP in den USA jedoch bei weitem nicht mehr so verbreitet wie vor 30 Jahren, in Deutschland und in den anderen europäischen Ländern war PCP nie eine Modedroge gewesen wie in den USA.

3.6.4 Hinweise bezüglich der Dosierung

Die richtige Dosis für eine volle Erfahrung liegt bei 150 Milligramm nasal (45 min Session), bei der man den Körper die meiste Zeit gar nicht oder kaum spürt. Bei kleinen Dosierungen (20 bis 50 Milligramm), wie sie bei manchen Leuten in der Klubszene beliebt sind, wird man leicht konfus, deliriös, gerät *„out of one's mind"* und neigt zum Rumkaspern, wobei man sich wegen des Kontrollverlustes leicht verletzen kann, wenn keiner auf einen aufpasst – kein guter Ersatz fürs Besoffensein!

Ketamin wird von der Pharmaindustrie als Injektionslösung in Form von Ketamin-Hydrochlorid (Ketamin-HCl) ausgeliefert. Wenn nicht anders auf der Verpackung angemerkt, handelt es sich bei Ketamin stets um das Racemat (50% (*S*)-Ketamin und 50% (*R*)-Ketamin). Auch das auf dem Schwarzmarkt angebotene dehydrierte (getrocknete) Ketamin in Pulverform ist Ketamin-HCl. Auch hier handelt es sich in der Regel um das Racemat. Die untenstehenden Dosierungsangaben beziehen sich auf das Ketamin-Hydrochlorid. Es gelten folgende Entsprechungen:

1,000 g Ketamin (freie Base) entspricht	1,153 g Ketamin-HCl
1,000 g Ketamin-HCl entspricht	0,867 g Ketamin (freie Base)

Nur in sehr geringen Dosierungen (maximal 20 bis 25 Milligramm nasal appliziert respektive 40 bis 50 Milligramm oral eingenommen) ist Ketamin als Partydroge geeignet, da in höheren Dosierungen die *„Knie weich werden"*. In diesen eher kleinen Dosierungen wird Ketamin meistens als *„Farbwürze"* zu anderen Drogen wie LSD genommen. Die optimale Dosierung bei nasaler Applikation für einen *„richtigen Abflug"* liegt bei 2 bis maximal 2,5 Milligramm pro Kilo Körpergewicht, also in der Regel zwischen 120 und 200 Milligramm. Einen genussvollen *„Abflug"* erlebt man am besten bequem sitzend oder liegend.

Dosierungen zwischen 30 und 100 Milligramm (bezogen auf eine 75 Kg schwere Person und nasal konsumiert) werden oft als unangenehm empfunden, da diverse Nebenwirkungen bei solchen Dosierungen bereits deutlich spürbar sind, die erwünschte Wirkung (Abflug) jedoch nicht richtig eintritt.

Ketamin nasal 20 bis 25 mg [ca. 0,25 bis 0,4 mg pro Kg Körpergewicht] (*S*)-Ketamin nasal 10 bis 20 mg [ca. 0,1 bis 0,2 mg pro Kg Körpergewicht]	Feine Intensivierung der Wahrnehmung Farbwürze zu anderen Drogen wie LSD. Wirkungseintritt nach 3 bis 5 Minuten, Wirkungsdauer etwa 30 Minuten
Ketamin oral 40 bis 50 mg	Feine Intensivierung der Wahrnehmung Farbwürze zu anderen Drogen wie LSD. Wirkungseintritt nach 30 bis 60 Minuten, Wirkungsdauer etwa eine Stunde
Ketamin intramuskulär 75 bis 150 mg [ca. 1,5 mg pro Kg Körpergewicht] (*S*)-Ketamin intramuskulär 40 bis 80 mg [ca. 0,8 mg pro Kg Körpergewicht]	Von Psychonautikern eingenommene Dosierungen für den richtigen *„Abflug"* Wirkungseintritt nach 3 bis 5 Minuten, Wirkungsdauer etwa 30 Minuten
Ketamin nasal 120 bis 200 mg [ca. 2,0 bis 2,5 mg pro Kg Körpergewicht] (*S*)-Ketamin nasal 60 bis 100 mg [ca. 1,0 bis 1,25 mg pro Kg Körpergewicht]	Von Psychonautikern eingenommene Dosierungen für den richtigen *„Abflug"* Wirkungseintritt nach 3 bis 5 Minuten, Wirkungsdauer etwa 30 Minuten
Ketamin intravenös 100 bis 200 mg [2 mg pro Kg Körpergewicht] (*S*)-Ketamin intravenös 50 bis 100 mg [1 mg pro Kg Körpergewicht]	Vollkommene Anästhesie nach 30 Sekunden Latenzzeit von 5 bis 10 Minuten Dauer [Vollnarkose für kurze chirurgische Eingriffe]
Ketamin intramuskulär 400 bis 800 mg [8 mg pro Kg Körpergewicht] (*S*)-Ketamin intramuskulär 150 bis 300 mg [4 mg pro Kg Körpergewicht]	Vollkommene Anästhesie nach etwa 3 bis 4 Minuten Latenzzeit von 15 bis 25 Minuten Dauer [Vollnarkose für kurze chirurgische Eingriffe]

3.6.5 Risiken und Nebenwirkungen

Es kann leicht zu Übelkeit kommen. Es wird dringend geraten, während der Erfahrung zu liegen, da bei hoher Dosierung die Gefahr gegeben ist, in sich zusammenzusacken oder gar in Ohnmacht zu fallen. Es besteht die Gefahr, sich zu verletzen und es nicht einmal zu bemerken, weil das Schmerzempfinden je nach Dosierung mehr oder weniger ausgeschaltet ist. Generell hat Special K kein körperliches Abhängigkeitspotenzial. Bei einzelnen Personen kann es jedoch das Verlangen auslösen, sich immer wieder in diese multiplen fraktalen Räume und Traumwelten begeben zu wollen, so dass es mit der Zeit zu einer gewissen Gewöhnung an die Substanz kommen kann.

Der Konsum von Ketamin ist selbst für erfahrene Psychonautiker nicht ungefährlich und sollte deshalb aus Gründen der Sicherheit immer in Begleitung vertrauter Personen stattfinden. Selbst der bekannte Ketamin-Forscher John Cunningham Lilly musste von Freunden gerettet werden, nachdem er sich auf Ketamin in seinen Isolationstank (Samadhitank) legte, um die außerkörperliche Erfahrung zu intensivieren. Da er nicht mehr in der Lage war zu unterscheiden, ob er gerade eine psychedelische Sterbeerfahrung machte oder gerade wirklich am Sterben war, weil er mit dem Gesicht nach unten im Wasser lag, musste er von Freunden aus dem Tank gefischt und gerettet werden.[108] Für den mit dem Stoff Ketamin erfahrenen Psychonautiker und Sachbuchautor D.M. Turner kam hingegen jede Hilfe zu spät. Er wurde tot in der Badewanne gefunden, daneben lag eine halb leere Flasche Ketamin. Er ist unter der Einwirkung von Ketamin in seiner Badewanne ertrunken.[109] D.M. Turner wurde vor allem durch sein Buch *„Der psychedelische Reiseführer“* bekannt.[110] Auch Marcia Moore, die mit ihrem Gatten das Buch zum Thema Ketamin *„Journeys Into the Bright World“*[111] verfasste, starb unter der Einwirkung von Ketamin. Die bekannte und gefeierte 50jährige Yogalehrerin ging in einer kalten Winternacht im Januar 1979 in einen von ihrem Wohnhaus nahe gelegenen Wald und konsumierte mehrere Portionen Ketamin und erfror dabei. Erst zwei Jahre später wurde ihr Skelett gefunden. Dicht dabei lagen ein paar leere Ketaminflaschen.[112] Ketamin gilt dennoch als eine relativ sichere psychotrope Substanz. In den Jahren 1987 bis 2000 wurden in den USA sieben und in der Europäischen Union fünf Todesfälle im Zusammenhang mit Ketamin registriert, wobei in nur drei Fällen Ketamin als alleinige Todesursache diagnostiziert wurde. Ketamin ist somit mit einem wesentlich kleineren letalen Risiko verbunden als PCP.[113]

Um die Risiken zu minimieren, sind vor allem folgende Punkte zu beachten:

- Ketamin sollte möglichst nie alleine (ohne Betreuung respektive Überwachung durch Freunde) eingenommen werden. Dies gilt insbesondere für Ketamin-Reisen in Badewannen oder Samadhitanks (Isolationstanks).
- Die intravenöse Injektion muss langsam (während 60 Sekunden) erfolgen. Eine raschere Injektion, wie auch eine Überdosierung, kann zu Atemdepressionen und starkem Blutdruckanstieg führen.
- Barbiturate und Ketamin dürfen nicht aus der gleichen Spritze injiziert werden, da sie chemisch unverträglich sind und ein Präzipitat (Niederschlag) bilden.[114]
- Nach Dosierungen von mehr als 100 Milligramm Ketamin sind Bewegungen anstrengend und schwierig, da die Körperkontrolle stark beeinträchtigt wird. Tätigkeiten, die koordinierte Bewegungsabläufe erfordern, sollten nicht in Angriff genommen werden.
- Ketamin beeinträchtigt die Wahrnehmung und das Reaktionsvermögen. Es erhöht somit die Gefahr von Unfällen und Verletzungen. Da das Schmerzempfinden durch Ketamin unterdrückt wird, merkt man beispielsweise nicht, dass man sich schwer verletzt, wenn man sich auf einer glühend heißen Herdplatte abstützt.
- Übelkeit und Brechreiz können vor allem dann auftreten, wenn Ketamin nach dem Essen auf vollen Magen oder nach Alkohol-

konsum eingenommen wird. Deshalb sollte Ketamin erst sechs Stunden nach der letzten Mahlzeit eingenommen werden. Nach dem Konsum von Alkohol sollte auf jeden Fall auf eine Einnahme von Ketamin verzichtet werden.[115]

- Aufgrund pharmakologischer Interaktionen sollte Ketamin nicht nach dem Konsum von Substanzen, die atemdepressiv wirken, eingenommen werden. Wer also Alkohol, Opiate, Barbiturate oder Benzodiazepine konsumiert respektive eingenommen hat, sollte auf Ketamin verzichten. Auch die gleichzeitige Einnahme von Ketamin und einer dieser Substanzen begünstigt das Auftreten einer Atemdepression.
- Substanzen wie Amphetamin, Methamphetamin, Methcathinon oder Kokain, die die Ausschüttung von Katecholaminen wie Adrenalin, Noradrenalin oder Dopamin anregen oder deren Wiederaufnahme (*re-uptake*) hemmen, sollten nicht in Kombination mit Ketamin eingenommen werden, da diese Substanzkombinationen durch pharmakologische Interaktionen zu unangenehmen Nebenwirkungen führen können.
- Das Sprechen kann äußerst anstrengend sein und die Sprache verwaschen und lallend.
- Eine Hirndrucksteigerung wird häufig beobachtet, ebenso eine Erhöhung des Innenaugendrucks. Deshalb sollten Personen, die am so genannten Grünen Star (Glaukom) leiden, keinesfalls Ketamin konsumieren.
- Sehstörungen sowie vermehrter Speichel- und Tränenfluss können auftreten.

3.6.6 Safer Use

Die richtige Dosis für eine volle Ketamin-Erfahrung liegt bei etwa 150 Milligramm nasal (30 bis 45 Minuten-Session), bei der man den Körper die meiste Zeit gar nicht oder kaum respektive verfremdet spürt. Deshalb sollte man seinen Körper vor Beginn der Wirkung des Ketamins bequem in eine Stellung positionieren, die geeignet ist, um längere Zeit zu verweilen. Der Drang, auf die Toilette zu müssen, kann während der Hochphase einer Ketamin-Reise unangenehm sein, da jedes Herumlaufen (sehr) beschwerlich sein kann. Darum sollte man vor der Reise unbedingt nochmals auf die Toilette gehen. Es kommt vor, dass man während der Einwirkung des Ketamins inkontinent ist. Das heißt, man ist nicht in der Lage, seinen Harn willkürlich zurückzuhalten und es kommt zum unfreiwilligen Abgang von Harn. Dies gilt vor allem bei hohen Dosierungen.

Bei kleineren Dosierungen (etwa 50 Milligramm nasal oder 100 Milligramm oral), wie sie bei manchen Leuten in der Klubszene beliebt sind, wird man leicht konfus, deliriös, gerät *„out of one's mind"* und neigt zum Rumkaspern, wobei man sich wegen des Kontrollverlustes leicht verletzen kann, wenn keiner auf einen aufpasst – kein guter Ersatz fürs Besoffensein![116]

Um die Risiken zu minimieren und um eine möglichst angenehme Ketamin-Reise zu erleben, sind vor allem folgende Punkte zu beachten:

- Die Umgebung sollte vor der Ketamin-Einnahme gut vorbereitet sein: Ketamin ist eine Chill-Out- und Wohnzimmerdroge und sollte niemals in einer stressigen Umgebung genommen werden. Jeder braucht einen bequemen Platz zum Sitzen oder Liegen.
- Auf eine angenehme, möglichst vertraute und warme Umgebung ist zu achten. Vor allem die Qualität von Reizen wie Musik, Deko (Licht und Bilder) und Umgebungstemperatur haben erfahrungsgemäß einen großen Einfluss auf die Ketamin-Reise.
- In der Phase der vollen Ketamin-Wirkung sind nahezu alle körperlichen Tätigkeiten mit außerordentlichen Anstrengungen verbunden. Die Musik sollte darum vor der Einnahme des Ketamins auf- oder eingelegt werden.
- Ketamin sollte niemals eingenommen werden, wenn man alleine ist, da immer unerwartete Nebenwirkungen auftreten

können und man eventuell auf die Hilfe anderer angewiesen ist. Auch erfahrene Gebraucher von Ketamin sollten diese Substanz möglichst nur in Gesellschaft oder in Begleitung einer Vertrauensperson konsumieren, da dies die Risiken, die man dabei eingeht, erheblich mindert.

- Ketamin ist eine sehr stark bewusstseinsverändernde Droge. Obwohl sie während der Erfahrung auch das Angstzentrum zu dämpfen scheint, so dass trotz der enormen Intensität der Wirkung kaum Leute wirklich panisch reagieren, gibt das Erlebte nach dem Abflauen der Wirkung ganz schön zu denken. Darum ist genügend Zeit einzuplanen, um nach der Ketamin-Reise das mitunter völlig inner-außer-weltlich Erlebte in Ruhe reflektieren zu können.
- Die Fähigkeit zur sicheren aktiven Teilnahme am Straßenverkehr sowie zur sicheren Bedienung von Maschinen ist während der Substanzwirkung sowie im Zeitraum von etwa 12 Stunden nach der Ketamin-Einnahme nicht gewährleistet.

3.7 Methylon

3.7.1 Substanz

Methylon ist eine psychoaktive Substanz und gehört innerhalb der Gruppe der Amphetamine zu den Cathinon-Derivaten. Es ist das β-Keton-Analogon des Ecstasy-Wirkstoffes MDMA (βk-MDMA). Allgemeine Bekanntheit erlangte Methylon durch den Gebrauch als Freizeitdroge.

Methylon (Explosion, Ease, Neocor)	= (*RS*)-1-(1,3-Benzodioxol-5-yl)-2-(methylamino)propan-1-on = 2-Methylamino-1-(3,4-methylendioxyphenyl)propan-1-on = 3,4-Methylendioxy-*N*-methylcathinon = βk-MDMA

Seit der Jahrtausendwende sind neuartige ringsubstituierte Cathinon-Derivate wie Methylon und Mephedron auf dem europäischen Markt für Freizeitdrogen aufgetaucht. Diese Substanzen werden gewöhnlich als hochreines weißes oder braunes Pulver oder auch in flüssiger Form auf dem Schwarzmarkt angeboten. Ringsubstituierten Cathinon-Derivaten werden ähnliche Wirkungen wie Amphetamin, Methamphetamin, MDMA oder MDE zugeschrieben, über ihre genaue Pharmakologie ist jedoch wenig bekannt. Außer Cathinon, Methcathinon und den beiden pharmazeutisch genutzten Wirkstoffen Amfepramon und Pyrovaleron standen die Cathinon-Derivate bis vor kurzem noch nicht unter internationaler Kontrolle, das heißt, sie unterlagen nicht den betäubungsmittelrechtlichen Vorschriften.[117] Dies änderte sich erst in den Jahren 2010 (Schweiz) und 2011 (Deutschland).

Die Bezeichnung *„Methylon"* für diese Substanz wurde 1996 von Alexander Shulgin und Peyton Jacob eingeführt. Die Stoffbezeichnug *„Methylon"* ist insofern problematisch, als dass *„Methylon"* bereits eine markenrechtlich geschützte injizierbare Form des Methylprednisolon bezeichnet, das bei Arthritis und schweren allergischen Reaktionen zur Anwendung kommt. Daneben existiert auch ein Phenolharz mit der Markenbezeichnung *„Methylon"*. Hieraus ergibt sich eine mögliche Verwechslung der Substanzen.[118]

3.7.2 Wirkung

Die Wirkung von Methylon ist vergleichbar mit der Wirkung von MDMA. Methylon wirkt jedoch subtiler und sanfter, die Optik ist transparenter, die Aufmerksamkeit ist differenzierter, die akustische Wahrnehmung ist klarer, jedoch wird sie nicht so stark körperlich empfunden. Methylon wirkt weniger entaktogen und auch weniger empathogen als MDMA, dem Methylon fehlt somit das göttliche MDMA-Feeling von universaler Liebe und Zuneigung. Generell ist die Wirkung konstanter und die Ausklingphase verläuft sanfter und zarter als bei MDMA. Nach dem Ausklingen der Wirkung von Methylon fühlen sich die meisten Konsumenten frischer und weniger müde und/oder erschöpft als nach dem Konsum von MDMA.

Die Wirkung tritt nach 20 bis 30 Minuten nach oraler Einnahme auf leerem Magen ein und steigert sich dann kontinuierlich innerhalb der folgenden 30 Minuten. Die Hochphase der Wirkung dauert im Schnitt zwei bis drei Stunden und klingt danach wieder sukzessive ab. Geschnupft (pernasale Applikation) tritt die Wirkung nach wenigen Minuten ein, steigert sich rasch und dauert dann etwa zwei Stunden. Viele erfahrene Konsumenten raten von der pernasalen Applikation von Methylon ab, da sich die Wirkung bei weitem nicht so angenehm entfaltet wie nach einer oralen Einnahme.

3.7.3 Unterschied zwischen Methylon, Mephedron und Butylon

Mephedron ist wie Methylon ein Cathinon-Derivat. Cathinon und seine Derivate sind eng verwandt mit der Familie der Phenethylamine. So handelt es sich bei Cathinon selbst um β-Keto-Amphetamin. Das erste synthetische Cathinon, das auf dem Markt für Freizeitdrogen auftauchte, Methcathinon, ist β-Keto-Methamphetamin bzw. Ephedron oder *N*-Methylcathinon. Die meisten Cathinon-Derivate, die in den vergangenen Jahren in den Partyszenen Eingang gefunden haben, sind ringsubstituiert, und das am häufigsten vorkommende war Mephedron.

Mephedron (Meow-meow, M-Cat, 4-MMC)	= (2*RS*)-2-(Methylamino)-1-(4-methylphenyl)propan-1-on = (*RS*)-2-Methylamino-1-*p*-tolylpropan-1-on = (*RS*)-4-(2-Methylamino-propionyl)toluol = 4-Methylmethcathinon
Butylon	= 1-(1,3-Benzodioxol-5-yl)-2-(methylamino)butan-1-on = β-Keto-*N*-methylbenzodioxolylpropylamin = 2-Methylamino-1-(3,4-methylenedioxyphenyl)butan-1-on = (βk-MBDB)

Mephedron wurde bereits vor mehr als 80 Jahren von J. Saem de Burnaga Sanchez synthetisiert, wie man im *Bulletin de la Société Chimique de France Nr. 45* aus dem Jahr 1929 nachlesen kann. Damals hatte die Substanz die Bezeichnung „*Toluyl-alpha-monomethylaminoethylceton*". Eine Verwendung oder eine Möglichkeit einer Nutzung der Substanz wurde nicht beschrieben.[119] Es handelte sich somit um eine akademische Kuriosität. Dies änderte sich erst im Jahre 2003, als ein in Israel lebender Chemiker unter dem Pseudonym *„Kinetic“* die Wiederentdeckung der Substanz im Internet veröffentlichte.[120] In der Folge war Mephedron weltweit via Internet erhältlich, bis im Jahr 2008 in Israel die Substanz verboten wurde. Vor allem in England war Mephedron sehr beliebt. Im Jahr 2009 war Mephedron dort nach Cannabis, Kokain und MDMA die am häufigsten konsumierte Droge, wobei Alkohol, Kaffee und Tabak in dieser Auflistung nicht berücksichtigt sind.[121] In jenem Jahr wurde auch eine gigantische Propagandamaschinerie gestartet, in der die Gefährlichkeit vom Mephedron drastisch übertrieben wurde. Die britischen Medien berichteten über Dutzende von Opfern, die angeblich durch den Konsum von Mephedron ums Leben gekommen seien. Und so wurde im Jahre 2010 Mephedron im Vereinigten Königreich (UK) wie auch in vielen anderen EU-Staaten unter betäubungsmittelrechtliche Bestimmungen gestellt. Nachdem das Verbot durchgepeitscht worden war, stellte sich heraus, dass die meisten sogenannten *„Mephedron-Opfer“* ursächlich an völlig anderen Dingen verstorben waren.[122]

In der zweiten Jahreshälfte 2009 begannen die Massenmedien ein Horrorbild bezüglich Mephedron zu kolportieren. In fetten Schlagzeilen wurde von immer mehr Todesfällen nach dem Konsum von Mephedron berichtet. Wie verlässlich Angaben über solche Todesfälle sind, zeigt ein Blick in das ehemalige Nachrichtenmagazin *„Der Spiegel“*. So berichtete *„Spiegel-Online“* am 11. November 2010 unter dem Titel *„Gefährliche Substanzen – Drogenbeauftragte warnt vor neuer Ecstasy-Variante“* zu Mephedron: *„In der EU wurden schon 73 Todesfälle im Zusammenhang mit dieser Droge gemeldet. Laut der Drogenbeauftragten Dyckmans ist Mephedron wegen der gesundheitlichen Gefahren in Deutschland und anderen 17 EU-Ländern seit Anfang des Jahres verboten und unter das Betäubungsmittelgesetz gestellt worden.“* [123]

Ein paar Wochen später berichtete *„Spiegel-Online“* am 3. Dezember 2010 unter dem Titel *„Partydroge – Mephedron wird EU-weit verboten“* zu Mephedron: *„In mindestens zwei Fällen in Europa soll Mephedron allein für den Tod von Konsumenten*

verantwortlich gewesen sein." An diesen Angaben sieht man deutlich, wie manipulativ solche Zahlen in den Massenmedien eingesetzt werden.[124]
Mephedron hat eine stärker aufputschende Wirkung als Methylon, die Wirkung entfaltet sich auch nicht so stetig respektive kontinuierlich wie bei Methylon, sondern eher schubweise.

Butylon gehört wie Methylon innerhalb der Gruppe der Amphetamine zu den Cathinon-Derivaten. Es ist das β-Keton-Analogon des Wirkstoffes MBDB (βk-MBDB). Die Wirkung von Butylon liegt im Spannungsfeld zwischen MDMA und Meskalin respektive zwischen Methylon und Meskalin. Die Wirkung von Butylon ist nicht so kontinuierlich wie bei Methylon, sondern sie hat mehr Wellencharakter, und die Abklingphase, die bereits nach 60 bis 90 Minuten einsetzen kann, dauert länger. Da Butylon – außer bei praktizierenden Ärzten im Kontext der psycholytischen Therapie – kaum bekannt ist, gibt es auch kaum Informationen zur Wirkung dieser Substanz. Die Substanz βk-MBDB wird zwar häufig als *„Butylon"* bezeichnet, doch der Name *„Butylon"* ist auch als Markenname für das chemisch nicht verwandte Barbiturat Pentobarbital verwendet worden. Dies ist bei der Recherche zu berücksichtigen, da Verwechslungsgefahr besteht.

3.7.4 Hinweise zur Dosierung

Methylon: Die üblicherweise eingenommene Anfangsdosis von Methylon liegt zwischen 150 mg und 250 mg bei oraler Applikation. Das entspricht etwa 2 mg bis 3,3 mg pro Kilogramm Körpergewicht. Genießer, die Methylon gut vertragen, nehmen nach etwa zwei Stunden dann nochmals etwa 150 mg, um die Hochphase der Wirkung – auch Plateauphase genannt – zu verlängern. Mehr als zweimal sollte man Methylon jedoch nicht nachlegen, da bei weiteren Einnahmen die Wahrscheinlichkeit steigt, dass man mit unangenehmen Neben- und Nachwirkungen rechnen muss.

Butylon: Butylon ist etwas niedriger zu dosieren als Methylon. Die Anfangsdosis liegt bei Butylon normalerweise – wenn oral eingenommen – zwischen 120 mg und 180 mg entsprechend 1,5 mg bis 2,25 mg pro Kilogramm Körpergewicht. Die Ergänzungsdosis, die meistens nach ein bis zwei Stunden eingenommen wird, sollte nicht mehr als 80 mg bis maximal 120 mg betragen. Erfahrene Psychonautiker raten davon ab, mehr als zwei Dosierungen von Butylon nacheinander einzunehmen, um die Wahrscheinlichkeit unangenehmer Nachwirkungen zu verringern.

Mephedron: Die übliche nasale Einzeldosis liegt bei 50 mg bis 100 mg. Mephedron ist eine stark reizende Chemikalie, und nach mehrfachen Konsum kann es leicht zu Blutungen in der Nase kommen. Es wird berichtet, dass deshalb einige User vom Sniefen zum Oralkonsum umgestiegen sind.[125] Die oralen Dosen sind mit 150 mg bis 250 mg höher. Mephedron wird üblicherweise oral eingenommen oder auch geschnupft.
Im Zeitraum vom 17. bis zum 30. November 2009 – also noch vor dem Verbot von Mephedron – gaben 2700 erfahrene Drogengebraucher bei einer Online-Umfrage in England u.a. an, welche Drogen sie in den letzten 30 Tagen konsumierten. Bei MDMA lag der Anteil bei 53,1%, bei Kokain bei 47,4% und bei Mephedron bei 33,2%. Die meisten (65,9%) schnupften Mephedron, wobei im Rahmen einer Session respektive einer Party (mit einer durchschnittlichen Länge von 10,4 Stunden) im Schnitt 0,91 Gramm verbraucht wurden. Dies entspricht knapp 100 mg pro Stunde. Die Mehrheit der Mephedronkonsumenten, die zuvor schon Erfahrungen mit Kokain gemacht haben, gaben an, dass Mephedron länger wirkt als Kokain (65,2%), das High besser sei als mit Kokain (54,6%) und dass die Gefahr, sich von der Substanz abhängig zu machen, auch geringer sei als bei Kokain (55,7%).[126]

3.7.5 Risiken und Nebenwirkungen

Da die Substanzen Methylon, Mephedron und Butylon erst in den letzten Jahren populär wurden, gibt es derzeit kaum Studien, in denen die Risiken und Nebenwirkungen untersucht wurden.

Dies gilt insbesondere für die Folgen eines Konsums über lange Zeit.

Nach dem Konsum von Cathinon-Derivaten wie Methylon, Mephedron und Butylon kommt es oft zu einer Erhöhung der Körpertemperatur, und die Lust zu essen und zu trinken wird nicht selten deutlich gemindert. Da zudem die Warnsignale des Körpers wie Erschöpfung und Durst bei weitem nicht mehr so deutlich wahrgenommen werden wie in nüchternem Zustand, sollte bewusst darauf geachtet werden, dass während der Drogenwirkung genügend getrunken wird, um prophylaktisch Kreislaufproblemen entgegenzuwirken. Dabei sollte alkoholfreien Getränken der Vorzug gegeben werden.

Nach dem Konsum von Mephedron wurden vor allem die folgenden physiologischen Effekte respektive Beeinträchtigungen festgestellt: starkes Schwitzen, übermäßiger Sexualtrieb (Notgeilheit), Kopfschmerzen, Herzklopfen, Übelkeit und Brechreiz sowie Durchblutungsstörungen in Zehen und Fingern (kalte und bläulich gefärbte Zehen und Finger), wobei letzteres eher selten vorkommt.

Zwischen MDMA und Methylon besteht eine einseitig ausgeprägte Kreuztoleranz bezüglich der Intensität der gewünschten Wirkung. Der Konsum von Methylon vor der Einnahme von MDMA reduziert die MDMA-Wirkung in signifikanter Weise. Wird hingegen Methylon nach dem Konsum von MDMA eingenommen, dann wird die Methylon-Wirkung kaum beeinträchtigt.

Erfahrene Psychonautiker raten vom gleichzeitigen Konsum von Methylon und Butylon ab, da die Effekte dieser beiden Substanzen sich nicht harmonisch ergänzen und die Wahrscheinlichkeit des Auftretens unangenehmer Nebenwirkungen deutlich erhöht ist.

3.7.6 Safer Use

Minimalregeln zur Risikovermeidung für User von Cathinon-Derivaten

- Man sollte seine Pillen, seine Flüssigkeiten oder sein Pulver vor dem Konsum anonym im Labor testen lassen, damit man weiß, was für einen Stoff man hat.
- Grundsätzlich gilt: Drogen gering dosieren und nicht beliebig kombinieren. Das heißt beispielsweise, zu Cathinon-Derivaten möglichst wenig Alkohol trinken.
- Hat man eine Toleranz gegenüber der Wirkung der Cathinon-Derivate entwickelt, sollte man eine Konsumpause von mehreren Wochen einlegen.
- Vor dem Konsum von psychotrop wirkenden Substanzen wie die Cathinon-Derivate sollte man die mit den Konsum verbun denen Risiken nicht aus dem Bewusstsein verdrängen und sich zudem immer auch die Möglichkeit des Auftretens von unerwünschten Nebenwirkungen vergegenwärtigen.
- Schnupfröhrchen nicht weiterreichen, sondern nur alleine brauchen, um die Gefahr der Übertragung von ansteckenden Krankheiten (Herpes, Hepatitis C) auszuschließen.

Zum Thema *„Safer Sniffing“* (sicherer schnupfen) siehe auch Abschnitt 3.3.8 *„Kokain – Safer Use“*.

3.8 Lachgas

3.8.1 Substanz

Lachgas ist den meisten Menschen nur vom Hörensagen als Betäubungs- beziehungsweise Narkosemittel aus der Medizin, insbesondere aus der Zahnmedizin, bekannt. Das geruchlose, nicht brennbare und nahezu untoxische (nicht giftige) Gas hat eine starke analgetische (schmerzstillende) Wirkung und einen schwachen narkotischen (einschläfernden) Effekt. Die chemische Bezeichnung von Lachgas ist Distickstoffoxid (N_2O). Durch die Inhalation des Gases fällt der Konsument in einen kurzen und tiefen Rausch. Der Lachgas-Rausch dauert im Allgemeinen nur ein paar Sekunden oder mit Glück auch mal eine oder zwei Minuten.

3.8.2 Wirkung

Die allgemeine Akustik verändert sich insofern, als man alles intensiver und lauter hört. Gleichzeitig beginnt der optische Eindruck der Umwelt zu verschwimmen, das Bild vor den Augen wird etwas unscharf. Zum Teil beschreiben die Konsumenten leichte halluzinatorische Effekte. Auf jeden Fall scheint der durch Lachgas ausgelöste Rausch lustig zu sein, da viele Konsumenten dabei laut und herzlich lachen.

Ein Glücksgefühl und Freude stellt sich ein, und die Konsumenten empfinden ein Schweben durch Raum und Zeit. Einige berichten von einem sanften, angenehmen Prickeln und Kribbeln am ganzen Körper und von einem Wärmegefühl. Der Trip lässt schnell nach, und die Konsumenten vergessen oft rasch ihre Erlebnisse.

3.8.3 Risiken und Nebenwirkungen

- Vitamin-B12-Mangelerscheinungen und alles was damit verursacht wird.
- Geistige Verwirrung.
- Gehörverlust oder -schädigung, besonders bei Konsumenten mit Mittelohrentzündungen beziehungsweise Problemen mit dem Trommelfell, da der Gebrauch von Lachgas einen Druckanstieg im Innenohr auslöst.
- Hypoxia (Sauerstoffmangel im Blut), daraus folgt unter anderem auch Hirnschaden (geschieht durch längeres Anhalten der Luft)
- Schwangere Frauen sollen kein Lachgas konsumieren! – Keine Masken oder Tüten aufsetzen, die bei Bewusstseinsverlust den Lungen weiterhin Lachgas zuführen (Hypoxia).
- Die handelsüblichen Sahnekapseln, die gerne verwendet werden, können bei unsachgemäßer Öffnung mit hoher Energie durch den Raum schießen. Auf gar keinen Fall dürfen Nägel zum Öffnen verwendet werden, da diese ähnliche Verletzungen wie Schusswaffen verursachen können.
- Es ist zu beachten, dass die Kapseln beim Öffnen bzw. die Öffnungsgeräte sehr kalt werden. Deshalb sind lokale Erfrierungen durchaus möglich. Auch das aus den Kapseln ausströmende Lachgas ist sehr kalt. Deshalb sollte das Gas niemals direkt aus der Siphonflasche eingeatmet werden, da es im Kehlkopfbereich zu Erfrierungen kommen kann.

3.9 PMA und PMMA

3.9.1 Substanzen

PMA = **Para**methoxy**a**mphetamin
= 1-(4-Methoxyphenyl)propan-2-ylazan

PMMA = **Para**methoxy**m**eth**a**mphetamin
= [1-(4-Methoxyphenyl)propan-2-yl](methyl)azan

PMA (Paramethoxyamphetamin oder 4-Methoxyamphetamin, 4-MA) ist ein Halluzinogen. Es spielt in der Drogenszene, vermutlich aufgrund seiner Toxizität (Giftigkeit), eine eher untergeordnete Rolle.

PMMA (Paramethoxymethamphetamin) ist chemisch dem PMA nahe verwandt und wirkt ebenso halluzinogen. Auch PMMA spielt in der Drogenszene eine untergeordnete Rolle, da dieser Stoff wie PMA sehr toxisch wirkt. PMA und PMMA haben einen so genannten verzögerten Eintritt in die spürbare Wirkungsphase. Das heißt, man nimmt erst nach etwa zwei Stunden die Wirkung einer mit PMA und/oder PMMA zubereiteten *„Ecstasy-Pille“* wahr. Dieser verzögerte Eintritt in die spürbare Wirkungsphase verleitete einige Konsumenten dazu, innerhalb der ersten zwei Stunden nach Einnahme der ersten Pille weitere PMA-Pillen respektive PMMA-Pillen zu schlucken. Dies hatte für einige Konsumenten fatale Folgen. Sie verstarben einige Stunden oder Tage später aufgrund der Toxizität dieser Wirkstoffe.

3.9.2 Todesfälle nach dem Konsum von PMA und PMMA

In den letzten Jahren vor der Jahrtausendwende wurden in Dänemark, Schweden, Österreich, den Niederlanden und Deutschland mindestens zehn Todesfälle im Zusammenhang mit PMA- und/oder PMMA-Überdosierungen registriert.[127] In Australien starben im Zeitraum von September 1995 bis Januar 1997 insgesamt sechs Personen nach dem Konsum von PMA. Bei der Hälfte der Patienten entwickelte sich eine Hyperthermie

(Überwärmung des Körpers), die nicht gestoppt werden konnte. Bei einer 26jährigen Frau stieg die Körpertemperatur bis auf 46,1 Grad Celsius an, bevor sie starb.[128] Inzwischen ist das Auftauchen von Ecstasy-Falsifikaten, die statt MDMA die Wirkstoffe PMA und PMMA enthalten, seltener geworden. Es kommt jedoch auch heute noch immer wieder mal vor, dass Pillen mit diesen Wirkstoffen auf dem Schwarzmarkt angeboten werden – mit tödlichen Folgen. So starben in der Provinz Limburg im Süden der Niederlande im Zeitraum von November 2010 bis Juni 2011 drei Personen nach dem Konsum von Pillen, die den Wirkstoff PMMA enthielten. Die Behörden von Maastricht warnten in der Folge die Bevölkerung in den Medien vor dem Konsum dieser Pillen.[129]

3.9.3 Vorkommen

In Europa (EU) wurden bis um die Jahrtausendwende im Rahmen von 29 Kontrollen 18.870 Exemplare dieser *„Ecstasy-Falsifikate“* durch die Polizei sichergestellt. Im gleichen Zeitraum wurden mehr als 17 Millionen echte *„Ecstasy-Pillen“* von der Polizei beschlagnahmt. Das bedeutet, dass etwa eine von tausend Pillen, die in dieser Zeit in Europa im Umlauf waren, den Wirkstoff PMA und/oder PMMA enthielt. Nach Angaben der polnischen Behörden stammten die PMA- und/oder PMMA-haltigen Pillen aus Polen und auch aus der Ukraine.[130] Vor allem dank der Drug-Checking-Programme in den Niederlanden und in Österreich konnten die gefährlichen Pillen ausfindig gemacht werden und die Konsumenten so in Zusammenarbeit mit den verschiedenen Szeneorganisationen größtenteils rechtzeitig vor diesen lebensbedrohlichen Pillen gewarnt werden – Drug-Checking ist ein funktionierendes Instrumentarium der Gesundheitsvorsorge, das Menschenleben rettet.

3.9.4 Wirkung

Bei Dosierungen unter 50 Milligramm haben PMA und PMMA eine ähnliche Wirkung wie MDMA (Ecstasy), ohne jedoch die Empathie zu beflügeln. Bei Dosierungen von 60 bis 80 Milligramm können PMA und PMMA für die Konsumenten extrem gefährlich werden. Die Wirkung ähnelt zuerst einem starken Alkoholrausch ohne psychedelischen Effekt. Die Wirkung tritt stark verzögert ein, ist also anfänglich überhaupt nicht oder kaum merklich spürbar. Dies ist besonders gefährlich, da bereits durch einmaliges Nachlegen schnell eine lebensgefährliche Überdosierung erreicht werden kann.

3.9.5 Risiken und Nebenwirkungen

Über 50 Milligramm PMA können einen plötzlichen Anstieg der Körpertemperatur und des Blutdruckes zur Folge haben. Zudem ist mit einem schnellen Herzschlag, Zuckungen, Krämpfen und heftigen inneren Blutungen, die zum Tode führen können, zu rechnen. Es kann immer sein, dass solche Pillen auch als *„Ecstasy"* angeboten werden. Drug-Checking-Angebote nutzen, sich im Internet gut informieren und keine zweifelhaften Produkte konsumieren mindert auf jeden Fall das Risiko.

4 DrogenGenussKultur

4.1 Die Genussmittel der Drogenkultur und die Kunst des Genießens

Das Wort **Genuss** hat zwei grundlegende Bedeutungen:

1. *Aufnahme von Nahrung und ähnlichem,*
2. *Freude, Wohlbehagen bei etwas, was jemand auf sich wirken lässt.*

Im Bedeutungswörterbuch Duden (Band 10) sind vier Zusammensetzungen mit Genuss aufgeführt: *Alkohol-*, *Fleisch-*, *Kaffee-* und *Tabakgenuss.* Bezeichnend ist hier die Verbindung von Drogen mit dem Wort Genuss. Sind doch Alkohol, Kaffee und Tabak bekannte Drogen, die heutzutage in der abendländischen Kultur sehr verbreitet sind.

Ein **Mittel** ist *etwas, was die Erreichung eines Zieles ermöglicht* (präzise eigentlich *„das, was sich zwischen dem Handelnden und dem Zweck befindet"*), zum Beispiel ein Heilmittel. Man nimmt ein wirksames Mittel gegen Husten, gegen Kopfschmerzen oder zur Förderung der Durchblutung. Ein **Genussmittel** ist demzufolge *etwas (Speise, Getränk oder ähnliches), was wegen seines guten Geschmacks, seiner anregenden Wirkung oder ähnlichem, nicht aber wegen seines möglicherweise vorhandenen Nährwerts genossen wird.* Wortverwandt mit Genuss, respektive mit dem Verb genießen, von dem das Wort Genuss abgeleitet ist, sind: Genosse (eigentlich *„der die Nutznießung einer Sache mit einem oder mehreren anderen gemeinsam hat"*) und nützlich (eigentlich *„was gebraucht werden kann"*).

Das Wort **Genussmittel** impliziert, dass eine Substanz in Verbindung mit einem bestimmten Zweck eingenommen wird. Das heißt, dass die gleiche Substanz, die der eine dämonisiert und als Todesdroge verteufelt, von einem andern als Genuss- oder Heilmittel, ja sogar als bewusstseinserweiternde Droge genutzt werden kann. Um das Letztere richtig zu bewerkstelligen, bedarf es im Allgemeinen bestimmter Vorkenntnisse bezüglich Dosierung und Wirkung.

Wahrer Genuss ist bewusster Genuss. Das Wort **bewusst** stammt von dem nicht mehr gebräuchlichen Verb **bewissen**, was soviel bedeutet wie sich zurechtfinden, auf etwas sinnen, um etwas wissen. Erwähnenswert ist hier noch, dass der Begriff **Bewusstsein** grammatikalisch zwar ein Hauptwort ist, dem Sinn nach jedoch eine Tätigkeit beschreibt. Bewusstsein kann man also sinngemäß eigentlich nicht erlangen, sondern entweder ist man bewusst oder man ist es eben nicht.

Es gibt Drogen, die in bestimmten Dosierungen den Geist und die Sinne anregen, die Wahrnehmung intensivieren und auch die Genussfähigkeit steigern. Werden diese Drogen bewusst und zielgerichtet eingesetzt, können sie helfen, die Kunst des Genießens zu erlernen, wobei die Droge allein das nicht vermag, sondern es braucht dazu immer auch die eigene Initiative, eine bewusste Tätigkeit in einem dafür geeigneten Rahmen. Eine Gesellschaft, die beispielsweise in der Lage ist, für bestimmte drogeninduzierte Wahrnehmungsveränderungen den richtigen Rahmen zu schaffen, damit dieselben ganz bewusst von allen Teilnehmenden lust- und genussvoll erlebt werden können, darf man mit Fug und Recht eine kultivierte Gesellschaft nennen.

Wahrer Genuss will gelernt sein, ja wahrer Genuss ist eine echte Kunst. Auch der Genuss von Drogen will gelernt sein, damit man die Drogen als Genussmittel optimal nutzen kann. Die Kunst, Drogen in einem kultivierten Rahmen bewusst als Mittel zum Genuss zu nutzen, nennt man **Drogenkultur**.

Drogenkultur oder die bewusste Nutzung von Drogen als Mittel zum Genuss setzt genaue Kenntnisse über die Wirkungsweise der genutzten Drogen voraus. Die gleichzeitige Nutzung mehrerer Drogen als Mittel zum Genuss setzt zudem nicht nur voraus, dass man die Eigenschaften der einzelnen Drogen genau kennt und deren Wirkungsprofile verinnerlicht hat, sondern dass man auch mit den verschiedenen Wechselwirkungen der Drogen vertraut ist. Es gibt Drogen, die zusammen gut verträglich sind und deren Wirkungen sich gut ergänzen. Nur diese Drogen sind zum Mischkonsum geeignet, alle anderen nicht!

4.2 Esskultur – Trinkkultur – Drogenkultur

Esskultur wird von frühester Jugend an erlernt und prägt die Empfindungen von Lust, Sinnlichkeit und Genuss. Wer kocht, bestimmt zumeist, was auf den Tisch kommt. Wer isst, bestimmt prinzipiell, wie viel er wovon essen möchte. Das gilt auch für Kinder. Auf die Bedürfnisse der Kindergaumen sollte Rücksicht genommen werden. Scharf, zu sauer oder bitter passt noch nicht zu den empfindlichen Geschmacksnerven der Kinder. Kinder sollten die Wahl haben zwischen zwei verschiedenen Salaten oder zwei verschiedenen Gemüsearten. Es ist völlig akzeptabel, wenn ein Kind den Fenchel verweigert, dafür aber bei den zarten Karotten oder grünen Erbsen viel kräftiger zugreift als die Erwachsenen.

Wer ein Kind gegen seinen Willen nötigt, ein bitter schmeckendes Gericht aus Fenchel oder einen Salat mit einer scharfen oder sauren Soße zu essen, ja das Kind in irgendeiner Form zwingt, etwas zu essen, wogegen es Widerwillen verspürt, vergewaltigt die Geschmacksnerven des Kindes und zerstört seinen natürlichen Geschmackssinn. Ein gut funktionierender Geschmackssinn, der Lust und Widerwillen prägt, ist die Basis für die individuelle Gestaltung eines gesundheitsfördernden und genüsslichen Speiseplans. Wird dieser elementare Sinn im Kindesalter beschädigt oder zerstört, sind die Chancen für eine gesunde Lebensweise sowohl auf physischer als auch auf psychischer Ebene deutlich gemindert oder stark eingeschränkt. Die Empfindungen von Lust, Sinnlichkeit und Genuss sind dann zumeist nicht nur im Kindesalter, sondern das ganze Leben lang gestört, und die Lebensqualität ist nicht selten bis ins hohe Alter erheblich beeinträchtigt.

Das gleiche gilt auch für Drogen. Wird jemand überredet oder gar genötigt, gegen seinen Willen Drogen zu konsumieren, kann dies zu einer Beeinträchtigung seiner Lebensqualität bis ins hohe Alter führen. Hierbei ist anzumerken, dass manche Menschen ihren Willen (oder ihr Gefühl) oft nicht präzise artikulieren können und deshalb als willensschwach gelten, obwohl sie eigentlich einen klaren Willen haben, es ihnen jedoch am Durchsetzungsvermögen mangelt, weil sie beispielsweise schüchtern oder ängstlich sind. Deshalb ist beim Weiterreichen von psychotropen Substanzen stets darauf zu achten, ob die Empfänger wirklich willens (und fähig) sind, diese Substanzen zu nehmen und zu genießen. Überredungskünste und Gruppenzwang sind hier völlig fehl am Platz!

Die Esskultur und natürlich auch die Trinkkultur sind grundlegende Säulen der **GenussKultur**. Wer eine ausgereifte **GenussKultur** entwickelt hat, der ist auch reif für einen sinnlichen oder sinnvollen **DrogenGenuss**. Menschen, die fähig sind, den Genuss ihrer Drogen zu kultivieren, werden durch ihren **DrogenGenuss** wie auch durch ihre **GenussKultur** bereichert. Menschen, die dazu nicht fähig sind, laufen Gefahr, durch ihren Drogenkonsum und ihrer Konsumkultur früher oder später zunehmend an Lebensqualität einzubüßen.

Zum wahren **DrogenGenuss** und echter **GenussKultur** befähigte Menschen sind in der Lage, eine **DrogenKultur** zu gestalten – oder besser: zu schaffen – und in einer Art zur Entfaltung zu bringen, dass die Teilhabenden an dieser Kultur diese auch genießen können, also am **KulturGenuss** teilhaben können.[131]

5 Die Gefährlichkeit von Drogen im Vergleich

Das Festhalten von Regierungen an repressiv ausgerichteten Betäubungsmittelgesetzen hat zahlreiche negative Auswirkungen auf die Gesellschaft. Insbesondere das Beharren auf dem Verbot des Anbaus und des Inverkehrbringens von Cannabis als Genussmittel mindert zusehends die Glaubwürdigkeit des regierungsamtlichen Handelns, da das Verbot mit einer Gefährlichkeit für die Gesundheit des Einzelnen sowie mit Schäden für die Gesellschaft begründet wird, obwohl diese bei legalen Drogen wie Tabak und Alkohol weit größer sind.

Schon vor mehr als einem Jahrzehnt, als im Frühjahr 1998 in einem französischen Kommissionsbericht zur Bewertung des Gefahrenpotenzials von Drogen (unter Leitung von Professor Bernard Roques, Abteilungsdirektor des Nationalen Instituts für Gesundheit und medizinische Forschung, zuhanden des Staatssekretärs für Gesundheit) das Gefahrenpotenzial von Alkohol höher eingeschätzt wurde als das von Cannabis, zeigten sich die meisten Medien von dieser Tatsache überrascht, obwohl diese Tatsache seit langem bekannt ist.[132] Damals verhielten sich die Medien genau so wie ein Jahrzehnt später, als David Nutt und seine Kollegen in einer weiteren Studie zum gleichen Ergebnis kamen: Sie zeigten sich erstaunt, obwohl diese Tatsache schon vor über hundert Jahren in groß angelegten Studien festgestellt wurde.[133]

Als die Universität Bristol im März 2007 die besagte Studie von David Nutt und seinem Forscherteam veröffentlichte,[134] in der festgestellt wurde, dass Alkohol wesentlich gefährlicher sei als Cannabis, vermeldeten die meisten Medien diese Erkenntnis als neu. Das Forscherteam umfasste 40 Drogenexperten, darunter Chemiker, Pharmazeuten, Psychiater, andere Ärzte und Polizisten, die zwanzig gängige Drogen nach ihrer Gefährlichkeit einstuften. Die Experten bewerteten das Gefährdungspotenzial jeder Droge anhand von neun Kriterien. Diese Kriterien reichten von drogenspezifischen Gefährdungen bis hin zu sozialen Kosten und solchen der öffentlichen Gesundheit. Die damalige Analyse löste erhebliches Interesse und öffentliche Diskussionen aus, obwohl sie bezüglich der Auswahl der neun Kriterien und dem Fehlen einer differenzierenden Gewichtung Bedenken hervorrief.

Als dann im November 2010 das Wissenschaftsmagazin *„The Lancet"* eine neue Einteilung der Drogen von Drogenexperten präsentierte, die gleichermaßen die Gefährlichkeit gegenüber dem Individuum wie auch gegenüber dem Umfeld bewertete, schrieben die Massenmedien kaum etwas über diese Forschung. Dies wohl deshalb, weil die Analyse zeigte, dass bei einer Kombination beider Faktoren (Individuum und Gesellschaft) Alkohol als schädlichste Droge angesehen werden muss, gefolgt von Crack und Heroin.

Die Analyse stammt von Professor David Nutt (Imperial College London sowie Independent Scientific Committee on Drugs, ISCD), Dr. Leslie A. King (Fachberater der Europäischen Beobachtungsstelle für Drogen und Drogensucht, EMCDDA) und Dr. Lawrence Phillips von der London School of Economics and Political Science. In dieser Analyse wurde eine Nachprüfung der Drogengefährlichkeit mittels des Multi-Criteria-Decision-Analysis-Modells (MCDA) erstellt.[135] Die MCDA-Technologie wurde bereits erfolgreich eingesetzt, um Entscheidungsträgern bei komplexen Fragestellungen Unterstützung zu bieten.

Die Drogen wurden innerhalb eines Rahmens von 0 bis 100 mit Punkten bewertet, wobei der Wert 100 der gefährlichsten Droge hinsichtlich eines spezifischen Kriteriums zugeordnet ist. Null steht für gefährdungsfrei. Die Autoren erklärten ihr Modell:

„Bei dieser Skalierung der Drogen ist Sorgfalt notwendig, um sicherzustellen, dass jeder nachfolgende Punkt auf der Skala gleiche Abstufungen der Gefährdung darstellt. Daher sollte eine mit 50 Punkten bewertete Droge halb so gefährlich wirken wie eine mit 100 Punkten."

Sie ergänzten, dass eine Null entsprechend für Nichtgefährdung steht.

Insgesamt zeigte das MCDA-Modell, dass Alkohol als gefährlichste Droge angesehen werden muss (Gesamtpunkte 72), Heroin (55) und Crack (54) folgen auf den Plätzen 2 und 3. Heroin, Crack und Methamphetamin hatten die gravierendsten Auswirkungen auf die Einzelperson, wohingegen Alkohol, Heroin, und Crack die stärksten Folgen für das Umfeld hatten. Die anderen bewerteten Drogen in einer Reihenfolge nach Gesamtgefährdungspotenzial: Methamphetamin (33), Kokain (27), Tabak (26), Amphetamine/Speed (23), Cannabis (20), GHB (18), Benzodiazepine (beispielsweise Valium, 15), Ketamin (15), Methadon (14), Mephedron (13), Butan (als Poppers konsumiert, 10), Khat (9), Ecstasy (9), anabole Steroide (9), LSD (7), Buprenorphin (6), Pilze (5).

Bezüglich der Selbstgefährdung führte Crack die Rangliste mit 37 Punkten an, gefolgt von Heroin mit 34 Punkten und Methamphetamin mit 32 Punkten. Bezüglich der Fremdgefährdung führte Alkohol die Rangliste mit 46 Punkten an, gefolgt von Heroin mit 21 Punkten und Crack mit 17 Punkten. Die Fremdgefährdung, die durch den Konsum der meisten Partydrogen verursacht werden, wurde als sehr niedrig befunden. So kamen Methamphetamin und GHB auf zwei Punkte, Ecstasy und Mephedron auf einen Punkt und LSD und Zauberpilze auf null Punkte.

Das neue ISCD-MCDA-Modell zeigt somit, dass Alkohol die gefährlichste Droge insgesamt ist, und nahezu dreifach gefährdender als Kokain oder Tabak. Alkohol ist der Studie zufolge fünfmal gefährdender als Mephedron. Laut dieser Studie ist Ecstasy, das während der vergangenen zwei Jahrzehnte erhebliche durch Schäden begründete Aufmerksamkeit in den Medien hervorrief, nur zu einem Achtel so gefährlich wie Alkohol.

5.1 Männer sind stärker gefährdet als Frauen

Im Jahr 2002 waren in der Schweiz schätzungsweise mehr als 2000 Todesfälle dem Alkoholkonsum zuzurechnen, die meisten davon (78%) betrafen Männer. Eine Studie der Schweizerischen Fachstelle für Alkoholprobleme SFA aus dem Jahr 2007 zeigt, dass bei den Männern fast 50% aller absichtlichen Verletzungen (Gewalt gegen andere und Selbstverletzungen) dem Alkoholkonsum zuzuschreiben sind. Bei den Frauen beträgt dieser Anteil nur 23%. Im Jahr 2009 war Alkohol im Straßenverkehr in der Schweiz für 14% aller schweren Personenschäden verantwortlich. Bei insgesamt 10% der männlichen Fahrzeuglenker wurde bei schweren Unfällen Alkoholeinfluss festgestellt. Bei den Frauen lag dieser Anteil bei geringen 3%.[136]

In Deutschland bezeichnet man den Konsum von fünf oder mehr Gläsern alkoholischer Getränke (mindestens 70 Gramm Reinalkohol) an mindestens vier Tagen im Monat als gewohnheitsmäßiges Rauschtrinken. Im Jahr 2009 berauschten sich in Deutschland etwa 15,4% der Männer mindestens viermal pro Monat. Hingegen taten dies nur etwa 3,8% der Frauen.[137] Männer gefährden sich und andere offenbar mehr durch ihren übermäßigen Alkoholkonsum als Frauen.

In Russland wurden die Todesursachen von 48557 Personen im Alter von 15 Jahren und älter in drei Städten (Tomsk, Barnaul, Biysk) untersucht. Für die Untersuchung wurden alle Todesfälle in diesen drei Städten aus den Jahren 1990 bis 2001 erfasst. In der Altersgruppe der 15- bis 54jährigen spielte der übermäßige Alkoholkonsum bei 52% der Todesfälle eine hauptursächliche Rolle (Männer: 59%, Frauen: 33%). In der Altersgruppe der 55- bis 74jährigen spielte der übermäßige Alkoholkonsum bei 18% der Todesfälle eine hauptursächliche Rolle (Männer: 22%, Frauen: 12%). In der Altersgruppe der 15- bis 54jährigen ist gemäß dieser Studie das Risiko in diesen russischen Städten, aufgrund übermäßigen Alkoholkonsums zu sterben, bei Männern um etwa 79% größer als bei Frauen, in der Altersgruppe der 55- bis 74jährigen sogar um 83% größer.[138]

Im Umgang mit Heroin, Kokain und Substitutionsmitteln gefährden sich Männer auch mehr als Frauen. Gemäß den Erkenntnissen des Bundeskriminalamtes in Wiesbaden starben in Deutschland im Zeitraum von 2001 bis 2010 insgesamt 11.908 Männer und 2.133 Frauen an einer Überdosis *„Rauschgift“*, also mehr als fünfmal so viele Männer als Frauen.[139] Etwa zwei Drittel davon sind einer Überdosis Heroin (zum Teil in Verbindung mit weiteren Substanzen) zum Opfer gefallen. Das restliche Drittel starb an Überdosierungen diverser Substanzen wie Kokain, Methadon und sonstigen Betäubungsmitteln. In dieser Statistik der sogenannten *„Rauschgifttoten“* respektive *„Drogentoten“* des Bundeskriminalamtes tauchen die durch Alkohol und Tabak bedingten Todesfälle nicht auf. Von 2001 bis 2010 starben in Deutschland geschätzte 400 000 bis 500 000 Personen aufgrund übermäßigen Alkoholkonsums und mehr als eine Million Personen aufgrund des Rauchens von Tabakwaren.[140]

In England und Wales lag das Verhältnis der Anzahl der Männer und der Frauen, die sich Heroin spritzten, in den Jahren 2004 bis 2007 bei 3,2 zu 1. Das Verhältnis der Anzahl der Männer und Frauen, die aufgrund ihres Heroinkonsums verstorben sind, lag bei 6,3 zu 1. Das relative Risiko, aufgrund seines Heroinkonsums zu sterben, war bei den Männern also doppelt so groß wie bei den Frauen. Ein ähnliches Bild zeigte sich auch bei den Kokainkonsumenten, wo das zahlenmäßige Verhältnis Männer zu Frauen bei 2,4 zu 1 lag; bei den Todesfällen bedingt durch Kokainkonsum lag das entsprechende Verhältnis bei 5,6 zu 1. Das Risiko, an seinem Kokainkonsum zu sterben, war also bei den Männern um den Faktor 2,3 größer als bei den Frauen.[141] Das Risiko, sich von bestimmten Drogen abhängig zu machen und in der Folge an einer Überdosierung derselben zu sterben, ist bei Frauen und Männern je nach Substanz stark unterschiedlich ausgeprägt. Die Gefährlichkeit von Drogen gemäß der Klassifizierung von David Nutt und Kollegen ist somit keine absolute Größe, die für jedermann gilt, sondern widerspiegelt den Durchschnitt vieler Erfahrungswerte.

5.2 Psychedelika am unteren Ende der Skala

Die klassischen Psychedelika LSD und Zauberpilze zählen gemäß Untersuchung von David Nutt und Kollegen zu den Drogen, die als eher ungefährlich zu klassifizieren sind (LSD: Rang 18 mit 7 Punkten; Zauberpilze: Rang 20 mit 5 Punkten). Auch das entaktogen wirkende Ecstasy (Rang 16 mit 9 Punkten) ist als eher ungefährlich zu klassifizieren. Kokain (nasal appliziert: Rang 5 mit 27 Punkten) und Speed (Rang 7 mit 23 Punkten) liegen bereits im oberen Mittelfeld der Gefährlichkeitsskala. Wer also beim Feiern Psychedelika und Entaktogene konsumiert, geht offenbar ein deutlich geringeres Risiko ein, wenn auf den Konsum von Aufputschmitteln wie Speed und/oder Kokain verzichtet wird. Gleiches gilt verstärkt, wenn auch auf den Konsum von Alkohol (Rang 1 mit 72 Punkten) verzichtet wird.

5.3 Partygänger trinken seltener Alkohol

In Zürich führt die Jugendberatung Streetwork seit dem Jahr 2001 ein mobiles Drug-Checking in Clubs durch. Die Benutzer dieses Angebotes sind verpflichtet mit einer Fachperson einen anonymen Fragebogen auszufüllen. Die im Jahr 2010 ausgewertete Stichprobe umfasste 1376 Personen (Partygänger). Die Auswertung ergab, dass die meisten Befragten in ihrem Leben schon einmal Alkohol (98,6%), Cannabis (93,9%), Ecstasy (92,7%), Kokain (80,8%) und Speed (74,8%) konsumiert haben. Ecstasy, GHB/GBL, Kokain oder Speed wird meistens an einem bis drei Tagen (Wochenenden) im Monat konsumiert. Mischkonsum, das heißt der Konsum von mehreren Substanzen (exklusive Tabak) während einer Partynacht, betreiben 81,1% der Befragten. 27,2% aller Befragten gaben an, täglich Cannabis zu konsumieren, während ein täglicher Alkoholkonsum lediglich bei 8,6% der Befragten üblich ist.[142] Da in der Schweiz 14% der Wohnbevölkerung ab 15 Jahren mindestens einmal am Tag Alkohol konsumiert,[143] liegt die Prävalenz des täglichen Alkoholkonsums in der Partyszene bei DrogenMischKonsumenten etwa 40% unterhalb des schweizerischen Durchschnitts.

6 Mischkonsum

Die Kombination zweier oder mehrerer psychoaktiver Substanzen innerhalb einer kurzen Zeitspanne oder über den Zeitraum einer Nacht verteilt, kann sehr reizvoll, anregend und kommunikativ sein. Sie kann aber ebenso zu einer besonders starken Belastungsprobe für Körper und Psyche werden und erhöht somit vor allem für unerfahrene Drogengebraucher die Gefahr unangenehmer Zwischenfälle. Darum sollte man zuvor genau überlegen, was man sich vom gleichzeitigen Konsum mehrerer psychoaktiver Substanzen unterschiedlicher Wirkungsart erhofft und ob die Effekte, die man für sich erwartet, das Risiko, das man dabei eingeht, rechtfertigen. Die Wirkung, die eine Kombination zweier oder mehrerer Substanzen auslösen kann, ist nicht immer im Voraus einschätzbar und entspricht in der Regel nicht der Summe der Einzelwirkungen aller eingenommenen Substanzen. Wenn man also trotz gesundheitlicher Risiken und strafrechtlicher Gefahren mehr als nur eine oder zwei Substanzen an einem Abend einnimmt, sollten – nicht nur aus Sicherheitsgründen – möglichst ein paar Freunde oder Bekannte wissen, was für Substanzen man genommen hat. Bei einem Notfall können die Freunde dem Drogengebraucher durch diese Information nicht nur schneller und effizienter helfen, sondern sich auch ganz allgemein besser auf ihn einstimmen und gewisse Dinge gemeinsam mit ihm erleben und genießen, die sonst sowohl ihnen wie auch ihm vielleicht unerreichbar geblieben wären.

Wenn auf einer Party zahlreiche Besucher völlig verschiedene Kombinationen diverser psychoaktiver Substanzen konsumieren, dann sind diese Besucher in der Folge ihrer voneinander abweichenden Konsummuster sehr unterschiedlich drauf. Dadurch wird das Entstehen eines Gemeinschaftsgefühls bei den Gästen dieser Party erschwert oder gänzlich verhindert. Partys, deren Gäste mehrheitlich unterschiedlichen Konsummustern huldigen, sind deshalb kaum geeignet, die Partykultur essenziell zu bereichern oder das Entstehen von *„Partyfamilien“* zu fördern.

Demgegenüber sind Partys, deren Gäste mehrheitlich ähnliche oder nahezu gleiche Konsumgepflogenheiten praktizieren, oft von einem starken Gemeinschaftsgefühl geprägt. Die Geborgenheit in einer solchen Gemeinschaft ist eine gute Voraussetzung, um sich beim Feiern in die vollkommene Ekstase hineinzutanzen. Ekstasen dieser Art sind die Würze der Partykultur und das Bindemittel der *„Partyfamilien"*. Dies gilt zumindest, wenn hauptsächlich psychedelische und/oder entaktogene Substanzen eingenommen werden.

Der Mischkonsum von Drogen ist weit verbreitet. Jeder Bürger, der zum Morgenkaffee eine oder mehrere Zigaretten raucht, betreibt bereits gleich nach dem Aufstehen Mischkonsum von Drogen. Geschäftsleute, die im Restaurant nach dem Essen zum Espresso einen Schnaps und eine Zigarette genießen, betreiben Mischkonsum, auch wenn sie sich dessen nicht bewusst sind. Mischkonsum ist, selbst wenn er unbewusst genossen wird, bei weitem nicht immer ein *„hartes Konsummuster"*, und selbst noch so abstruse Behauptungen gewisser *„Drogenberater"* in dieser Richtung werden an dieser Tatsache nichts ändern.

Eine Drogenkultur, in der der Genuss von Drogen vorzugsweise im Bewusstsein erfolgt, dass die Droge nicht nur ein Genussmittel ist, sondern im wahrsten Sinne des Wortes ein Mittel zum Genuss oder zur Steigerung der Genussfähigkeit, ist sicherlich einer Drogenkultur vorzuziehen, in der die Genussmittel ohne das Bewusstsein ihrer psychoaktiven Wirkung konsumiert werden. Ein bewusster, kontrollierter und souveräner genussorientierter Drogenkonsum muss Schritt für Schritt erlernt werden. Grundlegend für einen solchen Lernprozess sind in erster Linie sachliche Informationen bezüglich angemessener Applikationstechniken (Arten der Einnahmemöglichkeiten), bezüglich verträglicher Dosierungen und Kombinationen sowie bezüglich unproblematischer Konsumsituationen und günstiger Bedingungen zum interaktiven Genuss der Rauschwirkung. Ziel eines solchen Lernprozesses ist Drogenkompetenz.

Drogenkompetenz erlangt man nicht nur durch Aneignung von Fachwissen über die Wirkungsweisen verschiedener Substanzen, sondern vor allem durch die Einbindung dieses Wissens in die Gestaltung der eigenen Konsummuster zur Heraus- und Weiterbildung der individuellen Genusskultur. Ohne diesen Lernprozess und ohne ausgeprägte Kultur des Genießens, das heißt ohne Drogenkompetenz, ist ein unproblematischer Konsum verschiedener psychoaktiver Substanzen auf Dauer kaum oder gar nicht realisierbar. Der erste Schritt zur Erlangung von Drogenkompetenz ist die Aneignung von Wissen.

Wissenswertes bezüglich der Gestaltung ausgewählter Arten des Mischkonsums zwecks Optimierung der Qualität und Intensität des Genusserlebnisses kann in den hier folgenden Aufzeichnungen entdeckt werden.[144]

6.1 Ecstasy (MDMA) und Speed (Amphetamin)

Der gleichzeitige Konsum von MDMA und Amphetamin wird in der Technoszene häufig praktiziert, obwohl dies eigentlich unsinnig ist, da das Amphetamin die subtile empathische Wirkung von MDMA erfahrungsgemäß deutlich mindert. Demzufolge sollten die Substanzen nicht gleichzeitig, sondern zeitlich um ein paar Stunden versetzt eingenommen werden. Da Amphetamin die Wirkung von MDMA weit mehr beeinträchtigt als letzteres die Wirkung von Amphetamin, sollte vor der Einnahme von MDMA wie auch während der Wirkungsentfaltung von MDMA kein Amphetamin konsumiert werden. Nur wer zuerst MDMA und erst nach dem Abflauen der Ecstasy-Wirkung die erste Portion Amphetamin konsumiert, kommt in den Genuss der vollen Entfaltung der entaktogenen und empathischen Wirkung der Substanz MDMA wie auch der anregenden Wirkung des Amphetamins.

Die Einnahme von MDMA bewirkt im Gehirn gemäß wissenschaftlichen Untersuchungen eine Abnahme bestimmter EEG-Frequenzmuster im Alpha-Wellenbereich (8,5 Hz bis 12 Hz) und Amphetamin bewirkt dagegen im Gehirn eine Zunahme der gleichen EEG-Frequenzmuster.[145]

Die gleichzeitige Einnahme von MDMA und Amphetamin setzt somit im Gehirn zwei Reaktionsmuster in Gang, die sich gegenseitig aufheben.

Eine wiederholte gleichzeitige Einnahme von MDMA und Amphetamin über einen längeren Zeitraum hinweg belastet das serotonerge System (die Serotonin ausschüttenden Nervenzellen) so stark, dass die Wahrscheinlichkeit einer länger anhaltenden Schädigung dieses Systems als hoch eingeschätzt werden muss. Je größer die Häufigkeit der gleichzeitigen Einnahme von MDMA und Amphetamin ist, desto größer ist auch die Wahrscheinlichkeit einer Schädigung des besagten Systems im Gehirn.

Neuesten Untersuchungen zufolge findet nach längerer Konsumpause eine Regeneration dieses Systems statt. Ob die Regeneration allerdings die volle Funktionsfähigkeit der geschädigten serotonergen Nervenzellen wiederherstellt, ist wissenschaftlich noch nicht erwiesen. Der gelegentliche und alleinige Konsum von MDMA oder Amphetamin scheint demgegenüber kaum eine Schädigung dieses Systems zu verursachen.[146]

Eine von einigen Wissenschaftlern beobachtete Folge der Schädigung des Nervensystems durch Dauerkonsum von Ecstasy und Amphetamin ist eine Beeinträchtigung des Gedächtnisses, insbesondere des Kurzzeitgedächtnisses und des Wortgedächtnisses. Letzteres beeinträchtigt in der Folge auch die Wortgewandtheit und somit die verbale Ausdrucksfähigkeit. Durch diese Feststellung soll jedoch nicht der Eindruck suggeriert werden, dass der durchschnittliche Ecstasy-Konsument (der im Allgemeinen Mischkonsum betreibt) kognitive Einschränkungen oder andere Leistungsdefizite in klinisch relevantem Ausmaß aufweist. Solche ausgeprägten Fälle sind die Ausnahme und werden dementsprechend als Fallberichte in der Fachliteratur mitgeteilt. Üblicherweise erscheinen selbst starke Konsumenten auf den ersten Blick unauffällig und nehmen selbst ebenfalls überwiegend keine Alltagsdefizite wahr.[147]

6.2 MDMA, MDE und die Lust auf Speed (Amphetamin)

Die Wirkung von MDE beginnt etwa 30 Minuten nach der Einnahme, hält während zwei bis vier Stunden an und klingt dann recht rasch wieder ab. In Dosierungen um 100 Milligramm wirkt MDE rein entaktogen und intensiviert die optische und akustische Wahrnehmung. Nebenwirkungen sind in dieser Dosierung eher selten. Hingegen kommt es bei Dosierungen von 150 Milligramm und mehr häufiger zu unerwünschten Nebenwirkungen. Dazu zählen vor allem Verspannungen im Nacken und in der Kiefermuskulatur (intensives und lustvolles Küssen schafft hier schnell und effektiv Linderung), Artikulationsschwierigkeiten beim Sprechen und Schweißausbrüche. Im Bereich von Dosierungen bis zu 130 Milligramm unterstützt MDE beim Tanzen das Erreichen von Trancezuständen. Eine MDE-Trance-Reise führt vermehrt in die eigenen inneren Räume, im Gegensatz zu MDMA-induzierten Trance-Reisen, bei denen das Magische und Gruppendynamische im Vordergrund steht. MDE wirkt in erster Linie entaktogen und somit eher in autistischer Richtung, fördert also auch die Ich-Bezogenheit, die affektive Teilnahmslosigkeit, den Verlust des sozialen Kontaktes und die Flucht in die eigene Fantasiewelt, im Gegensatz zu MDMA, das in erster Linie empathisch wirkt und somit förderlich für die Teilnahme an einem gruppendynamischen Prozess ist, den Bezug zu anderen Personen intensiviert und die Fähigkeit zu sozialen Kontakten steigert.

Der so genannte Befriedigungskoeffizient von MDE ist längst nicht so groß wie der von MDMA. Das bedeutet, dass nach dem Gebrauch von MDE das Bedürfnis, eine weitere Droge zu konsumieren, größer ist als nach dem Gebrauch von MDMA. Nach dem Gebrauch von MDE wird weit häufiger *„nachgelegt"* als bei vergleichbarem MDMA-Konsum. Auch konnte deutlich beobachtet werden, dass Konsumenten, die MDE statt MDMA erhielten, danach signifikant häufiger und auch größere Mengen Speed (Amphetamin) verbrauchten als üblich.[148] MDE war Mitte der 90er Jahre fast genauso verbreitet wie MDMA, inzwischen ist MDE jedoch weitgehend vom Markt verschwunden.

6.3 Ecstasy (MDMA) und Crystal (Methamphetamin)

Nach einmaligem Konsum von Methamphetamin sollte man vor dem Genuss von MDMA auf jeden Fall mindestens zwei oder drei Tage verstreichen lassen, nach längeren Konsumphasen mindestens eine ganze Woche, da man sonst erfahrungsgemäß die typische MDMA-Wirkung kaum zu spüren bekommt. Konsumenten, die über einen sehr langen Zeitraum hinweg regelmäßig Methamphetamin eingenommen und sich an die Substanz gewöhnt haben, brauchen eigentlich kein MDMA zu nehmen, da unter diesen Umständen das MDMA seine Wirkung kaum noch entfalten kann und die Konsumenten nur einen schwachen Abglanz der erwünschten MDMA-Wirkung verspüren können. Erst nach drei oder mehr Wochen Konsumpause hat sich der Körper wieder soweit regeneriert, dass eine MDMA-Einnahme mit einem echten Genuss in Verbindung gebracht werden kann.

6.4 Ecstasy (MDMA) und LSD

LSD hat eine ähnliche Molekularstruktur wie der körpereigene Neurotransmitter Serotonin. LSD und einige Serotoninrezeptoren sind miteinander kompatibel, so dass LSD an diese Rezeptoren andocken kann. Die Besetzung dieser Rezeptoren durch LSD-Moleküle vermittelt dem zentralen Nervensystem eine ähnlich strukturierte Botschaft wie nach einer erhöhten Serotoninausschüttung, ohne dass dabei auf die körpereigenen Vorräte zurückgegriffen werden muss. Da LSD ohne Verbrauch von Serotonin eine erhöhte Aktivität auf der Rezeptorseite des serotonergen Systems bewirkt, kann LSD auch ein Wirkungspotenzial entfalten, wenn die körpereigenen Reserven bereits weitgehend aufgebraucht sind, zum Beispiel nach exzessivem MDMA-Konsum. Der Wirkmechanismus auf der pharmakologischen Ebene, der durch eine LSD-Einnahme eingeleitet wird, funktioniert somit auch nach dem Genuss von MDMA. Da LSD den Verbrauch von körpereigenen Serotoninreserven nicht stimuliert, kann nach dem Konsum von LSD auch MDMA, MDE oder MBDB eingenommen werden, ohne dass mit einer Einschränkung der Wirkungsentfaltung gerechnet werden muss. Ecstasy und LSD sind miteinander kompatibel.

LSD und MDMA werden oft zusammen konsumiert. Besonders beliebt sind Bowlen, die an privaten Partys dargereicht werden und beide Wirkstoffe enthalten (50 Mikrogramm LSD und 50 Milligramm MDMA pro Person). Diese Wirkstoffkombination ist im Allgemeinen gut verträglich, es kommt so gut wie nie zu irgendwelchen Problemsituationen. Hier zeigt sich, dass LSD eher die Wirkung von MDMA verstärkt als umgekehrt. Die empathischen Gefühle werden klarer und tiefer empfunden als bei MDMA alleine. Andererseits verliert MDMA in dieser Kombination etwas von seiner alles einlullenden, emotionalen Weichspülerfunktion. Das heißt, die Fähigkeiten zur kritischen Auseinandersetzung und klaren Einordnung der Gefühlswelten sind weit besser ausgeprägt als nach dem alleinigen Konsum von MDMA.

MDMA wird von vielen gerne nach einem LSD-Trip genommen, besonders wenn man auf Trip lang andauernden Sex hatte. Dann hat MDMA die Funktion einer Entspannungs- und Kuscheldroge. Vor allem auf Partys im Freien wird zum Höhepunkt der Party gerne LSD und zum Chill-Out MDMA genommen. Auch hier erfüllt MDMA die Funktion einer Entspannungsdroge. Die Landung nach dem LSD-Trip ist auf diese Weise im Allgemeinen von besonders zarten Empfindungen und sanften Gefühlen geprägt.

6.5 Ecstasy (MDMA) und Fluoxetin

Fluoxetin ist ein Antidepressivum aus der Gruppe der selektiven Serotonin-Wiederaufnahme-Hemmer. Fluoxetin bewirkt eine Erhöhung des Serotonin-Spiegels an den Schaltstellen der Signalübertragung zwischen den Nervenzellen im Gehirn, indem die Zurückbeförderung des Botenstoffes Serotonins in die Speicherplätze nach erfolgter Signalübertragung gehemmt und somit weitgehend verhindert wird. MDMA bewirkt ebenfalls eine Erhöhung des Serotonin-Spiegels an besagten Stellen im

Gehirn, jedoch vorzugsweise durch eine vermehrte Ausschüttung des Botenstoffes.

Fluoxetin ist in den USA unter dem Markennamen Prozac® bekannt geworden. Es wird in Deutschland unter den Namen Fluctin®, Fluneurin®, Fluoxetin-ratiopharm®, Fluxet® und in der Schweiz unter den Namen Fluctine®, Fluocim®, Fluoxifan® und Flusol® als verschreibungspflichtiges Medikament in Apotheken verkauft.

Da Fluoxetin und MDMA auf unterschiedliche Weise den Serotonin-Spiegel erhöhen, dachten einige MDMA-Konsumenten, man könne mit der Kombination der beiden Substanzen den Wirkungsgrad auf ein höheres Niveau heben. Experimente von Drogenkonsumenten in der Szene zeigten jedoch bald, dass dem nicht so ist. Die gleichzeitige Einnahme von Fluoxetin und MDMA bewirkt weder eine Verstärkung noch eine Verlängerung, sondern eine Abschwächung der MDMA-Wirkung. Die Phase des Abklingens der MDMA-Wirkung kann jedoch durch die Einnahme von 20 Milligramm Fluoxetin (vier bis fünf Stunden nach der MDMA-Einnahme) etwas angenehmer und weicher ausfallen. Dies gilt besonders, wenn man zeitlich versetzt mehrere Ecstasy-Pillen konsumiert hat oder wenn die Dosis überdurchschnittlich hoch war.

Ecstasy vermittelt den allermeisten Konsumenten für ein paar Stunden immer wieder aufs Neue sehr intensive Glücksgefühle. Doch die Glückspille bereitet einigen Konsumenten nach der segensreichen Phase, besonders nach mehrfacher Einnahme, mehr Kummer als Freude. Diese Konsumenten fühlen sich nicht nur direkt nach dem Abklingen der berauschenden Wirkung, sondern auch am folgenden Tage, ausgelaugt und deprimiert. Fluoxetin kann diese unangenehmen Nebenwirkungen lindern.

6.6 Ecstasy (MDMA) und Ketamin

Ecstasy ist eine Gefühlsdroge und fühlt sich meistens wunderbar aufheiternd an. Viele Konsumenten berichten, dass sie sich energetisch und emotional geöffnet und liebevoll fühlen. Die meisten Ecstasy- Konsumenten berichten, dass ihre erste Erfahrung mit der Substanz absolut himmlisch war und einen starken Eindruck hinterließ. Die darauf folgenden Erfahrungen sind zumeist immer noch angenehm, können aber mit der ersten Initiation nicht standhalten. Dauerhafte und wohltuende Erfahrungen resultieren in den meisten Fällen bei den späteren Ecstasy-Einnahmen aus einer tiefen Verbundenheit mit anderen Personen.[149] Bei kleinen Ketamin-Dosierungen um 20 bis 25 Milligramm bleibt das Gefühl der eigenen Identität, der Erinnerung und vor allem der Fähigkeit, das physische Umfeld wahrzunehmen und damit zu interagieren, nach der Ecstasy-Einnahme erhalten, was bei Dosierungen von mehr als 100 Milligramm im Allgemeinen bei den meisten Konsumenten nicht mehr der Fall ist.

Geringe Ketamin-Dosierungen bis zu 25 Milligramm verleihen der Ecstasy-Wirkung mehr Farbe, ergänzen sie durch mehr bildhafte Visionen (manchmal leichte Halluzinationen) und bereichern sie vor allem durch mehr Assoziationen, das heißt durch mehr Verknüpfungen aus Erinnerungen, Phantasievorstellungen und archetypischen Eigenheiten mit der aktuell gegebenen Situation sowie mit den aktuell sinnlich wahrgenommenen Eindrücken. Eine geringe Ketamin-Dosierung zu Ecstasy wird von den allermeisten Konsumenten als angenehm, wohltuend und bereichernd beschrieben. Zudem wird durch diese Kombination oft die Erinnerung an die erste Ecstasy-Initiation wieder wachgerufen, was einen Vergleich mit späteren Ecstasy-Erfahrungen ermöglicht und verschiedenen Erfahrungsberichten zufolge eine vertiefte Reflexion auf die eigenen Reaktionsmuster auf die Substanz MDMA begünstigen soll.

Hohe Ketamin-Dosierungen brechen die Kontinuität der gewohnten sinnlichen Wahrnehmungen abrupt ab und kappen mehr oder weniger den Bezug zur physischen Außenwelt. Sie lenken die Aufmerksamkeit auf eine virtuelle und dabei doch völlig real erlebbare Hyperwelt. Das Wirkungsprofil von Ketamin in hohen Dosierungen steht diametral dem Wirkungsprofil von Ecstasy gegenüber. Ecstasy verstärkt die Kontinuität sinnlicher Wahrnehmungen, intensiviert den Bezug zur physischen

Außenwelt (Körperkontakt) und lenkt die Aufmerksamkeit auf die real existierende Umgebung. Die Gegensätzlichkeit der beiden Wirkungsprofile lässt sich nicht auf einen Nenner bringen, so dass die meisten Konsumenten, die Erfahrungen mit Ecstasy in Kombination mit hohen Ketamin-Dosierungen machten, vehement von dieser Kombination abraten. Hingegen scheint Ketamin in hohen Dosierungen in der Ausklangphase der Ecstasy-Wirkung weitaus bekömmlicher zu sein. Die unter der Ecstasy-Wirkung frisch erlebten sinnlichen Wahrnehmungen gliedern sich dann nahtlos in den Kreislauf der Bilder und Wahrnehmungen des psychedelischen Universums ein, das durch Ketamin offenbart wird.

6.7 Ecstasy (MDMA) und GHB

GHB und Ecstasy sollten möglichst nicht gleichzeitig eingenommen werden, da diese Kombination recht häufig heftigen Brechreiz und körperliches Unwohlsein auslöst. Zudem lösen GHB und Ecstasy gegensätzliche Reaktionen im Zentralnervensystem aus: GHB aktiviert die Tryptophan-Hydroxylase (Enzym, das die Bildung von Tryptophan fördert respektive katalysiert), und Ecstasy hemmt die Tryptophan-Hydroxylase.[150]

6.8 LSD und Speed (Amphetamin)

Der Mischkonsum von LSD und Speed ist bei weitem nicht so verbreitet wie der von Ecstasy und Speed, obwohl diese Kombination vom Wirkungsprofil her weitaus mehr Sinn macht. Der LSD-Trip wird durch das Amphetamin in seiner Essenz nur marginal und nicht wesentlich beeinflusst, im Gegensatz dazu wird die Amphetamin-Wirkung vom LSD-Trip stark geprägt. Das Zusammenspiel der Substanzen bewirkt eine beschleunigte Wahrnehmung der durch das LSD geprägten Bilder (der Begriff Bilder ist hier sinnbildlich zu verstehen und beschränkt sich nicht nur auf optische Phänomene). Vor allem kann die durch das Amphetamin freigesetzte Energie weit besser in einen harmonischen Fluss gelenkt werden, als dies nach alleinigem Amphetamin-Konsum der Fall ist. Voraussetzung für ein positives Erleben dieser Wirkstoffkombination ist natürlich eine gute Verträglichkeit von LSD.

Übereinstimmend berichten die meisten Konsumenten, dass man die besten Ergebnisse erzielen könne, wenn man erst nach dem Einfahren des Trips (erst nach der vollen Entfaltung der LSD- Wirkung) die erste Nase nimmt.

Es soll hier jedoch nicht unerwähnt bleiben, dass viele LSD-Konsumenten überhaupt kein Speed mögen und niemals von sich aus auf die Idee kämen, LSD und Speed zu kombinieren. Andererseits gibt es zahlreiche Speed-Konsumenten, die LSD meiden wie den Teufel. Leute, die gerne LSD und Speed kombinieren, zählen sowohl bei den LSD-Konsumenten als auch bei den Speed-Konsumenten zu einer eher kleinen Minderheit.

6.9 LSD und Crystal (Methamphetamin)

Wie bei LSD und Amphetamin erzielt man die besten Ergebnisse, wenn das Stimulans, in diesem Fall Methamphetamin, erst nach der vollen Entfaltung der LSD-Wirkung eingenommen wird. Entscheidet man sich hingegen erst nach dem Konsum von Methamphetamin, einen LSD-Trip zu nehmen, dann zeigt die Erfahrung, dass die Wirkungsdauer des LSD-Trips kürzer ist als gewöhnlich. Die Verkürzung der Wirkungsdauer macht etwa 30 Prozent aus. Die Erlebnisqualität wird ähnlich beschrieben wie bei der Kombination von LSD und Amphetamin. Doch betonen zahlreiche Konsumenten, dass die Wege der psychedelischen Reise mit Methamphetamin als Stimulans stringenter (bündiger, zwingender, logischer, strenger) sind als mit Amphetamin und die gewonnenen Eindrücke noch klarer und transparenter als mit Amphetamin.

Hinweis: Methamphetamin wirkt viel stärker als Amphetamin. Die meisten Konsumenten fühlen sich mit Dosierungen um die 20 Milligramm am besten bedient, wobei zumeist zwei Portionen von zirka 10 Milligramm im Abstand von einer halben Stunde geschnupft werden (1 Gramm ergibt 100 Linien à 10 Milligramm oder 50 Linien à 20 Milligramm). Dauerkonsumenten von Methamphetamin dosieren oftmals höher, bekommen dafür aber früher oder später Probleme sowohl psychischer als auch physischer Art aufgrund der Nebenwirkungen des Dauerkonsums. Auf lange Sicht hat man (qualitativ) weit mehr von der Substanz Methamphetamin, wenn man (quantitativ) weniger davon konsumiert.

6.10 LSD und Kokain

Der Mischkonsum von Kokain und LSD ist nicht weit verbreitet. Dies liegt wohl in der Tatsache begründet, dass Kokainisten eher dazu neigen, bestimmte Gefühle zu verdrängen, LSD jedoch eben diese Verdrängungsmechanismen offenbart und Einblicke in das eigene innere Wesen fördert. Vor diesem Effekt, der typisch für die LSD-Wirkung ist, haben viele Kokainisten Angst, da sie sich scheuen, mit ihren eigenen Unzulänglichkeiten konfrontiert zu werden.

Der LSD-Trip wird durch das Kokain in seiner Essenz nur marginal und nicht wesentlich beeinflusst, im Gegensatz dazu wird die Kokain-Wirkung vom LSD-Trip stark geprägt. Das Zusammenspiel der Substanzen bewirkt eine beschleunigte Wahrnehmung der durch das LSD geprägten Bilder (der Begriff Bilder ist hier sinnbildlich zu verstehen und beschränkt sich nicht nur auf optische Phänomene). Vor allem kann die durch das Kokain freigesetzte Energie weit besser in einen harmonischen Fluss gelenkt werden, als dies nach alleinigem Kokain-Konsum der Fall ist. Konsumenten berichten nach Erfahrungen mit dieser Wirkstoffkombination, dass sie ihr eigenes Spannungsfeld zwischen Triebhaftigkeit (vom Kokain geprägte Erkenntnis) und Sozialverhalten (vom LSD geprägte Erkenntnis) in (erschreckend) klarer Weise wahrgenommen haben. Voraussetzung für ein positives Erleben dieser Wirkstoffkombination ist natürlich eine gute Verträglichkeit von LSD.

Übereinstimmend berichten die meisten Konsumenten, dass man die besten Ergebnisse erzielen könne, wenn man erst nach dem Einfahren des Trips (erst nach der vollen Entfaltung der LSD- Wirkung) die erste Nase nimmt.

Es soll hier jedoch nicht unerwähnt bleiben, dass viele LSD-Konsumenten überhaupt keine Aufputschmittel wie Kokain mögen und niemals von sich aus auf die Idee kämen, LSD und Kokain zu kombinieren. Andererseits gibt es zahlreiche Kokain-Konsumenten, die LSD meiden wie den Teufel. Leute, die gerne LSD und Kokain kombinieren, zählen sowohl bei den LSD-Konsumenten als auch bei den Kokain-Konsumenten zu einer eher kleinen Minderheit.

6.11 LSD und Ketamin

LSD und Ketamin in Kombination wird sowohl im Party-Setting als auch im Rahmen psychonautischer Ausflüge gebraucht, wobei im Party-Setting Ketamin wesentlich niedriger zu dosieren ist als bei den rein psychonautischen Trips. Im Party-Setting wird Ketamin während der vollen LSD-Wirkung zur plastischen Aufhellung oder Intensivierung des LSD-Trips in Dosierungen zwischen 20 und 25 Milligramm nasal konsumiert (1 Gramm Ketamin ergibt 50 Portionen à 20 Milligramm oder 40 Portionen à 25 Milligramm, 1 Gramm Ketamin-HCl entspricht 867 Milligramm Ketamin-Base und 1 Gramm Ketamin-Base entspricht 1,153 Gramm Ketamin-HCl). Höhere Dosierungen sind im Party-Setting ungeeignet, da bei höheren Dosierungen das Reaktionsvermögen und die Artikulationsfähigkeiten eingeschränkt sind. Zudem werden bei höheren Dosierungen die Knie weich, das heißt, Sitzen oder Liegen ist angesagt.

Höhere Dosierungen von Ketamin für echte psychonautische Experimente werden vorzugsweise eher gegen Ende der LSD-Wirkung eingenommen, da die Landung von der Ketamin-Reise auf LSD von vielen Psychonauten als hart und manchmal recht unangenehm beschrieben wird. Wenn die LSD-Wirkung nahezu gleichzeitig mit der Ketamin-Wirkung ausklingt, fällt die Landung hingegen weicher aus und die Erholungsphase nach dem Trip wesentlich angenehmer und entspannter. Bei der Kombination von LSD und Ketamin in hoher Dosierung ist Ketamin das Hauptgericht und LSD die Würze.

Für junge und unerfahrene Drogenkonsumenten ist diese Kombination als ungeeignet zu bezeichnen, da man schon recht viel Erfahrung braucht, um die Eindrücke aus diesen Erlebniswelten gut verdauen zu können.

6.12 LSD und Zauberpilze

LSD und Psilocybin sind beides Substanzen, die sich an Serotonin-Rezeptoren festsetzen und dabei dem Gehirn ein höheres Serotonin-Aufkommen vorspiegeln. Untersuchungen des *National Institute of Mental Health* in den USA zeigten, dass beide Substanzen signifikant sowohl an gleichartigen als auch an unterschiedlichen Rezeptoren andocken. Personen, die über mehrere Wochen hinweg das Antidepressivum Fluoxetin (Prozac®, Fluctine®), einen selektiven Serotonin-Wiederaufnahme-Hemmer, eingenommen hatten, berichteten, dass LSD (auch in sehr hohen Dosierungen) überhaupt nicht wirkte, Zauberpilze dagegen entfalteten ein völlig normales Wirkungsprofil. Dagegen verhinderte der Wirkstoff Sertralin (Gladem®, Zoloft®), ebenfalls ein selektiver Serotonin- Wiederaufnahme-Hemmer, sowohl eine Wirkungsentfaltung bei LSD als auch bei den Zauberpilzen. Ein umgekehrtes Phänomen wurde bei dem ebenfalls als Antidepressivum eingesetzten Wirkstoff Lithium (Litarex®, Neurolithium®) beobachtet. Es trat eine verstärkte Wirkungsentfaltung sowohl nach der Einnahme von LSD als auch nach der Einnahme von Zauberpilzen ein.[151]

LSD und Zauberpilze werden gerne gleichzeitig genommen, da sich die Effekte der beiden Substanzen nach den Erfahrungen vieler Konsumenten gut ergänzen. Vor allem für psychedelische Reisen in der freien Natur ist diese Kombination bei vielen, die auf weitführende außergewöhnliche Bewusstseinszustände

Lust haben, sehr beliebt, da bei einem guten Setting die Wahrscheinlichkeit einer beglückenden ozeanischen Selbstentgrenzung sehr groß ist. Das heißt, mit dieser Wirkstoffkombination gelingt es vielen, die Grenze zwischen dem Ich und der Natur zu überwinden, energetisch mit dem Fluss der kosmischen Energien zu verschmelzen und sich als integraler Teil der Natur zu erleben und zu empfinden. Voraussetzung hierfür sind natürlich optimale Bedingungen bezüglich Set und Setting.

6.13 LSD und GHB

Die Kombination von GHB mit LSD scheint gut verträglich zu sein und wird von zahlreichen Konsumenten als angenehm und lustvoll beschrieben. Die besten Erfahrungen machten die Konsumenten, wenn sie das GHB erst nach der höchsten Entfaltung der LSD-Wirkung, also zwei bis drei Stunden nach dem Beginn der LSD-Wirkung eingenommen hatten. Der LSD-Trip wird durch die Zugabe von GHB in dieser Phase *„weicher“* und gefühlvoller, die Wahrnehmung noch plastischer und intensiver. Der Liebesdrang ist dann oft stark gesteigert und die Lust und Fähigkeit zum lang andauernden Sex meistens deutlich erhöht. Auch eine Einnahme von GHB in der Ausklangphase der LSD-Wirkung ist recht beliebt, vor allem nach intensivem Sex während der LSD-Wirkung. In diesem Fall wirkt GHB eher wie eine Kuschel-Droge und sollte eher niedrig dosiert werden. Zudem fällt dann das Einschlafen nach dem LSD-Erlebnis leichter, die Gedanken kreisen nicht mehr so intensiv im Kopf und man fühlt sich entspannter.

6.14 LSD und Maprotilin

Maprotilin zählt zur Arzneistoffgruppe der tetrazyklischen Antidepressiva. Maprotilin besetzt im Gehirn verschiedene Bindungsstellen für Botenstoffe und verändert damit den Einfluss dieser Botenstoffe auf den Gehirnstoffwechsel. Insbesondere blockiert Maprotilin die Transportstoffe, die Noradrenalin nach erfolgter Signalübertragung wieder in die Speicherplätze der

Nervenzellen im Gehirn zurückbefördern. Noradrenalin verbleibt dadurch länger am Wirkort und seine Wirksamkeit steigt an. Maprotilin hemmt jedoch nicht die Wiederaufnahme von Serotonin wie die trizyklischen Antidepressiva. Maprotilin ist ein verschreibungspflichtiges Medikament und wird in Deutschland unter folgenden Markennamen im Handel vertrieben: Aneural®, Deprilept®, Ludiomil®, Mapro-GRY®, Maprolu®, Maprotilin-ratiopharm®, Mirpan®, Psymion®.

Konsumenten, die mit LSD in Kombination mit Maprotilin experimentierten, sagen übereinstimmend, dass man im Allgemeinen wesentlich bessere Ergebnisse erzielen könne, wenn man Maprotilin zeitlich vor und nicht erst nach dem LSD einnehme. Nimmt man etwa vier bis fünf Stunden vor dem LSD eine Kapsel oder Tablette mit 50 Milligramm Maprotilin, verstärkt sich die LSD-Wirkung merklich, wobei vor allem der visionäre Aspekt des Trips an plastischer Intensität gewinnt. Die Folge der Assoziationen zu den einzelnen Bildern läuft langsamer ab als nach einer alleinigen LSD- Einnahme und ist weniger wechselhaft. So fällt es leichter, länger bei einem *„Bild“* zu verweilen und dieses geruhsam auf sich einwirken zu lassen. Der durch diese Kombination induzierte Wahrnehmungszustand bewirkt bei Konsumenten nicht selten eine vertiefte visionäre Umstrukturierung, wobei Außenwelt, Vision und das eigene Ich als voneinander unabhängige Einheiten erlebt werden, ganz im Gegensatz zur Kombination von LSD mit Zauberpilzen, wo oftmals ein völliges Verschmelzen von Außenwelt, Vision und Ich erlebt wird. Da dieses Verschmelzen, das man auch ozeanische Selbstentgrenzung nennt, durch die Kombination von LSD und Maprotilin nichtinduziert wird, scheint bei dieser Kombination die Gefahr einer angstvoll erlebten Ich-Auflösung geringer zu sein als nach alleiniger LSD-Einnahme.

6.15 Speed (Amphetamin) und Crystal (Methamphetamin)

Das Wirkungspotenzial von Methamphetamin ist etwa fünfmal so groß wie dasjenige von Amphetamin, ebenso ist die Wirkdauer von Methamphetamin fünfmal so lang wie diejenige von Amphetamin. Bei einer Verwechslung der beiden Substanzen kann es deshalb zu nicht unerheblichen Überraschungen kommen. Da die Wirkmechanismen der beiden Substanzen ähnlich sind, ist ein Mischkonsum sicher nicht wesentlich unverträglicher als der Konsum der einzelnen Substanzen. Dies gilt zumindest solange, wie der Konsument den Überblick bezüglich eingenommener Mengen der beiden Substanzen behält. Verliert er diesen Überblick, besteht die Gefahr einer sukzessiven Überdosierung und somit das akute Risiko einer beschleunigten körperlichen Belastung und Schädigung.

6.16 Speed (Amphetamin) und Kokain

Amphetamin bewirkt nicht nur eine erhöhte Ausschüttung von Dopamin, sondern auch des Dopamin-Transporters (DAT). Zudem bewirkt Amphetamin durch die Stimulierung des $TAAR_1$-Rezeptors eine Modulation des Dopamin-Transporters, so dass es zu einer Richtungsumkehrung seiner Funktion kommt und Dopamin vom Zellinneren in den außerzellulären Raum (synaptischen Spalt) transportiert wird, jedoch eine Rückführung vom synaptischen Spalt in das Innere der Zelle nicht bewerkstelligt werden kann, obwohl das die eigentliche Funktion des Transporters ist. Kokain hingegen bindet sich an den Dopamintransporter und bewirkt so eine Blockade der präsynaptischen Wiederaufnahme (*reuptake-inhibitor*) von Dopamin. Die Bindung von Kokain am Dopamintransporter verhindert jedoch auch den durch Amphetamin induzierten vermehrten Transport von Dopamin mittels des Dopamintransporters in die synaptischen Spalten. Kokain hebt somit einen Teil des Wirkmechanismus von Amphetamin auf. Der gleichzeitige Konsum von Amphetamin und Kokain ist aus pharmakologischer Sicht reine Verschwendung.

Auch von der wahrgenommenen Wirkung her beschreiben viele Konsumenten diese Kombination als nicht sonderlich befriedigend oder erfreulich. Hektik und Gereiztheit, Überspanntheit und Ungeduld und vor allem die Unfähigkeit richtig zu genießen sind die wesentlichen Attribute, die das psychische Empfinden charakterisieren. Auf der physischen Ebene werden vor allem Zittern und Herzrasen als störende Nebeneffekte registriert.

6.17 Speed (Amphetamin) und/oder Crystal (Methamphetamin) und Alkohol

Wer nach einer Nase Speed oder Crystal ein Glas Champagner trinkt, hat im Allgemeinen nichts zu befürchten und kann den Champagner sicherlich genießen. Größere Mengen Alkohol sind jedoch nach dem Speed-Konsum außerordentlich tückisch, da man unter dem Einfluss von (Meth-)Amphetamin die Wirkung des Alkohols kaum verspürt. Subjektiv fühlt man sich selbst nach Alkoholmengen, die einen sonst angetrunken oder gar besoffen machen, noch relativ nüchtern, so dass man seinen Alkoholkonsum oft gar nicht bewusst registriert. Dennoch ist das Reaktionsvermögen durch den Alkohol beeinträchtigt. Das heißt, beim Lenken eines Fahrzeuges ist das Unfallrisiko deutlich erhöht, obwohl man sich noch recht nüchtern oder gar vollkommen nüchtern fühlt. Achtsamkeit (auch bezüglich des Verhaltens von Freunden) ist hier geboten, da nicht nur der Führerschein (bei einer allfälligen polizeilichen Kontrolle) auf dem Spiel steht, sondern die Unversehrtheit oder gar das Leben des Fahrers und der anderen Insassen des Fahrzeugs.

6.18 GHB und (...) und Alkohol (auch in geringer Dosierung)

GHB in vernünftigen Dosierungen ist für sich alleine im Allgemeinen gut verträglich. Auch scheint die Kombination von GHB mit LSD gut verträglich zu sein und wird von zahlreichen Konsumenten als angenehm und lustvoll beschrieben. GHB und Ecstasy sollten möglichst nicht gleichzeitig eingenommen werden, da diese Kombination recht häufig heftigen Brechreiz und körperliches Unwohlsein auslöst. GHB und Ketamin sollten auch nicht gleichzeitig eingenommen werden, da die Wirkungsprofile sich nicht gut ergänzen. Hingegen wird ein abwechselnder Konsum von GHB und Ketamin (mit mehr oder weniger langen Zwischenpausen) von einigen Psychonauten als recht reizvoll beschrieben. Es sei hier aber nachdrücklich darauf hinzuweisen, betonen Psychonauten, die solche Experimente genießen, dass eine stabile Grundkonstitution sowohl in physischer als auch in psychischer Hinsicht eine absolut notwendige Voraussetzung für solche psychonautischen Wechselbäder ist. Nie und nimmer sollte GHB nach dem Konsum von Alkohol eingenommen werden. Auch vom gleichzeitigen Konsum von Alkohol und GHB ist in jedem Fall dringend abzuraten.

Der Mischkonsum von Alkohol und GHB verstärkt die jeweiligen stoffspezifischen pharmakologischen Effekte der anderen Substanz. Der gleichzeitige Konsum von Alkohol und GHB führt nicht nur zu Übelkeit, Erbrechen und einem Abfallen des Blutdrucks, sondern kann auch lebensbedrohliche Atemdepressionen zur Folge haben. Die häufigste Ursache drogenkonsumbedingter Einlieferungen in Krankenhäuser von Teilnehmern an Raves oder Partys ist die kombinierte Einnahme von Alkohol und GHB. Patienten, die wegen Mischkonsum von Alkohol und GHB in Krankenhäuser eingeliefert werden, müssen dort immer sofort in der Intensivstation betreut werden.

6.19 GHB und Ketamin

GHB und Ketamin sollten nicht gleichzeitig eingenommen werden, da die Wirkungsprofile sich nicht gut ergänzen, weil GHB die körperliche Empfindsamkeit steigert, Ketamin in höheren Dosierungen hingegen die körperliche Empfindsamkeit mindert respektive betäubt. Ein abwechselnder Konsum von GHB und Ketamin (mit mehr oder weniger langen Zwischenpausen) wird von einigen erfahrenen Psychonautikern als recht reizvoll beschrieben. Es sei hier aber nachdrücklich darauf hinzuweisen, betonen Psychonautiker, die solche Experimente genießen, dass eine stabile Grundkonstitution sowohl in physischer als auch in psychischer Hinsicht eine absolut notwendige Voraussetzung für solche psychonautischen Wechselbäder ist.

6.20 Kokain und Alkohol

Die Kombination von Kokain und Alkohol wird nicht selten in gewissen Gesellschaftsschichten bei festlichen Anlässen (Hochzeitstagen, Geburtstagsfeiern, Firmenjubiläen) den geladenen Gästen angeboten. Da solche Anlässe zumeist mit einem alkoholischen Aperitif (Apéro) beginnen und das Kokain erst nach dem Konsum alkoholischer Getränke offeriert wird, ist mit einer verstärkten Wirkung des Kokains zu rechnen; zudem macht sich der Alkoholrausch bei den Gästen (wie auch bei den Gastgebern) nicht so stark bemerkbar, da eine Einnahme von Kokain nach dem Konsum von Alkohol zur Bildung der Substanz Cocaethylen im Körper führt. Cocaethylen hemmt die Wiederaufnahme von Dopamin in gleicher Weise wie Kokain, und es kommt zu einer deutlichen Verstärkung der Wirkung des Kokains auf die vitalen Funktionen, zu einer Steigerung des Aktivitätsdrangs und zu einer Minderung des Alkoholrausches.[152] Konsumiert man hingegen zuerst das Kokain und trinkt danach erst alkoholische Getränke, tritt dieser Effekt nicht ein.

Alkohol und Kokain in geringen Dosierungen fördern die Kommunikationsbereitschaft und somit die Heiterkeit beim geselligen Beisammensein. Alkohol und Kokain (nicht nur nach dem Mischkonsum) mindern die allgemeine Sensibilität und fördern rücksichtsloses und aggressives Verhalten. Auf Anlässen, bei denen zuviel Alkohol und Kokain konsumiert wird, kommt es leicht zu heftigen Streitereien und nicht selten auch zu körperlichen Auseinandersetzungen (Prügeleien) aufgrund von Meinungsverschiedenheiten.

Der fortgesetzte Dauermischkonsum von Alkohol und Kokain führt bei den Konsumenten nicht selten zu einer emotionellen

Verhärtung (seelische Kälte) und, wenn ein solcher Mischkonsum auf Dauer im Übermaß betrieben wird, zu Verhaltensweisen, die von vielen Mitmenschen als asozial empfunden werden.

7 Was geschieht im Gehirn?

Das Gehirn besteht aus etwa 100 Milliarden (100 000 000 000) Nervenzellen. Jede Nervenzelle ist an 1000 bis 10 000 Stellen mit anderen Nervenzellen verschaltet. Die Schaltstellen nennt man Synapsen. Man verfügt somit über weit mehr als 100 Billionen (100 000 000 000 000) Synapsen.

Drogen verändern an ganz bestimmten Schaltstellen im Gehirn die chemischen Eigenschaften in den synaptischen Spalten zwischen den einzelnen Nervenzellen und bewirken so eine Veränderung der Signalübertragung. Drogen wie LSD oder Zauberpilze (Wirkstoffe Psilocybin und Psilocin) binden sich beispielsweise gezielt an bestimmte Rezeptoren der Nervenzellen, an den synaptischen Spalten, wobei jeweils eine Droge zu einer ganz speziellen Art von Rezeptoren passt – genauso wie jeweils ein Schlüssel in das ihm zugehörige Schloss. Die Besetzung spezieller Rezeptoren durch bestimmte Drogen aktiviert oder hemmt ganz spezielle Funktionen im Gehirn. Dadurch verändert sich die Wahrnehmung optischer und akustischer Signale wie auch anderer Reize. Die so veränderte und manchmal recht ungewohnte Art der Wahrnehmung führt nicht selten zu völlig neuen, bislang vollkommen unbekannten Arten von Empfindungen und somit zu bisher unbekannten Reaktionsmustern in Verbindung mit einer völlig neuen Art, sich selbst zu erleben. Konsumenten von LSD und Zauberpilzen berichten nicht selten von wahren Quantensprüngen des eigenen Bewusstseins.

Drogen wie Ecstasy (Wirkstoff MDMA) oder Speed (Wirkstoff Amphetamin) bewirken vor allem eine vermehrte Ausschüttung bestimmter Botenstoffe (Neurotransmitter) aus den Nervenzellen (Neuronen) in die synaptischen Spalten, andere Drogen wie Kokain blockieren dagegen die Wiederaufnahme ganz bestimmter Neurotransmitter aus den synaptischen Spalten in die Neuronen. So verschieden die beiden molekularen Wirkmechanismen auch sein mögen, das Ergebnis ist dasselbe: Es kommt zu einer stark erhöhten Konzentration der entsprechenden Neurotransmitter in den synaptischen Spalten und somit zu einer Veränderung der Signalübertragung zwischen den Neuronen. Jede Droge zeichnet sich durch einen geradezu einzigartigen Wirkmechanismus aus.

7.1 Ecstasy

Ecstasy (MDMA) bewirkt hauptsächlich eine deutlich vermehrte Freisetzung des Neurotransmitters Serotonin in die synaptischen Spalten und hemmt zugleich die Wiederaufnahme von Serotonin in den präsynaptischen Nervenzellen. Serotonin (auch Botenstoff der Glücksempfindung genannt) ist an der Steuerung der Temperaturregulierung, des Sexualverhaltens und der Schlaf- und Wach-Phasen- Rhythmik (in komplexer Interaktion mit Dopamin, Noradrenalin und Acetylcholin) maßgeblich beteiligt. Ecstasy mindert das Hungergefühl und ist somit ein Appetitzügler. Der erhöhte Serotoninspiegel beeinflusst vor allem die emotionale Selbst- und Fremdwahrnehmung, steigert das Glücks- und Wohlbefinden sowie das Empfinden sensorischer Reize. Dies betrifft einerseits die optischen Impulse und akustischen Signale und anderseits vor allem die zärtlichen, über den Tastsinn wahrgenommenen Reize (haptische Reize). Deshalb wird Ecstasy nicht selten zu Massagen oder zum Sex eingesetzt.

Der Neurotransmitter Serotonin (5-Hydroxytryptamin, 5-HT) kann sich ausschließlich an Rezeptoren festsetzen, die eigens für ihn vorgesehen sind. Bis heute sind 15 verschiedene 5-HT-Rezeptoren bekannt, die in sieben Klassen 5-HT_1 bis 5-HT_7 unterteilt werden. Die größte Klasse bilden die 5-HT_1-Rezeptoren mit sechs Rezeptorsubtypen. Die Klasse 5-HT_2 hat drei Rezeptorsubtypen.[153]

Nach der Einnahme von MDMA setzt sich das ausgeschüttete Serotonin vor allem an den 5-HT_{2A}- und 5-HT_{2C}-Rezeptoren[154] nachgeschalteten Nervenzellen (postsynaptischer Neuronen) fest. Zudem wird durch MDMA die Wiederaufnahme (*reuptake*) von Serotonin durch die 5-HT_{1A}-Rezeptoren an den vorgeschalteten Nervenzellen (präsynaptische Neuronen), aus denen das

Serotonin ausgeschüttet wird, ebenso verhindert wie der Abbau von Serotonin durch Hemmung der Monoaminoxidase.[155] Demzufolge wird MDMA vor allem in der Leber abgebaut, unter anderem in den für die 5-HT-Nervenendigungen (präsynaptische Nervenendigungen, aus denen Serotonin ausgeschüttet wird) äußerst giftigen Stoff 3,4-Dihydroxymethamphetamin. Dieser Stoff kann bei häufigem oder vor allem bei lang andauerndem Ecstasy-Konsum nach und nach immer mehr 5-HT-Nervenendigungen schädigen.[156] In der Folge sollen manchmal Defizite beim Kurzzeitgedächtnis, beim Wortgedächtnis, bei der Aufmerksamkeit und der Merkfähigkeit beobachtet worden sein.

MDMA sorgt nicht nur für eine Entleerung der Serotoninspeicher und Hemmung der Wiederaufnahme von Serotonin, sondern hemmt auch die Aktivität des 5-HT-Syntheseenzyms Tryptophanhydroxylase. Dieses Enzym wandelt die Aminosäure L-Tryptophan in die Aminosäure 5-Hydroxytryptophan um. Dieser Prozess ist essentiell für die Biosynthese von Serotonin. Wird dieser Prozess gehemmt, braucht der Körper eine längere Zeit als gewöhnlich, um die mehr oder weniger entleerten Serotoninspeicher wieder zu füllen.

Die Freisetzung von Dopamin ist bei den Methylendioxyamphetaminen unterschiedlich stark ausgeprägt. Die Dopamin-Freisetzung verringert sich mit der Folge der Substanzen MDMA > MDE > MBDB bei gleichbleibender Serotonin-Freisetzung. Der Grad der Dopamin-Freisetzung scheint entscheidend für die Intensität der empathischen Wirkung der Substanzen MDMA, MDE und MBDB zu sein. Je größer die Dopamin-Ausschüttung ist, desto größer erscheint der Empathie-Koeffizient. Umgekehrt scheint bei diesen drei Substanzen eine geringere Dopamin-Ausschüttung zu einer Verstärkung des entaktogenen Effekts zu führen. Bemerkenswert erscheint hier die Tatsache, dass MDMA zwar zu einer selektiven Neurotoxizität der dünnen serotonergen Neurone führt; die dopaminergen und noradrenergen Neuronen bleiben hingegen verschont.[157]

Es existieren jeweils zwei Enantiomere der Wirkstoffe MDMA, MDE und MBDB, ein rechtsdrehendes und ein linksdrehendes Enantiomer. Im Gegensatz zum Amphetamin, bei dem das rechtsdrehende Dextro-Amphetamin stärker wirksam ist als das linksdrehende Levo-Amphetamin, sind bei den Amphetaminderivaten MDMA, MDE und MBDB die linksdrehenden Enantiomere stärker wirksam. Bezüglich der Freisetzung von Serotonin unterscheiden sich die Enantiomere kaum, jedoch sind die linksdrehenden Enantiomere von MDMA, MDE und MBDB viel potenter im Hinblick auf die Dopamin-Freisetzung.[158]

7.2 Speed

Speed (Amphetamin und Methamphetamin) erhöht in den synaptischen Spalten des Gehirns (Zentralnervensystems) die Konzentration der Neurotransmitter Noradrenalin (Botenstoff des Leistungs- und Stressbewältigungssystems) und Dopamin (Botenstoff der Bewegungssteuerung, des abstrakten Denkens, der Verhaltensplanung und des Gedächtnisses) durch vermehrte Freisetzung und eine abgeschwächte Wiederaufnahme. Speed bewirkt vor allem eine sofortige Steigerung der Leistungsfähigkeit (mit einem leichten Gefühl der Euphorie gewürzt) und mindert den Appetit und das Schlafbedürfnis.[159] Die Ausschüttung von Noradrenalin wird nach dem Konsum von Speed stärker stimuliert als die Ausschüttung von Dopamin, bei Amphetamin etwa drei- bis viermal so stark, bei Methamphetamin etwa doppelt so stark. Die Ausschüttung von Serotonin wird durch den Konsum von Speed kaum beeinflusst.[160]

Das High-Gefühl nach dem Konsum von Speed und das verstärkte Empfinden von Glück, Freude und Zuversicht wird auf eine verstärkte Ausschüttung von Dopamin zurückgeführt. Verantwortlich dafür ist ein Belohnungssystem, das im Nucleus accumbens im basalen Vorderhirn angesiedelt ist. Im Volksmund gilt deshalb Dopamin als *„Glückshormon"*. Bei gleicher Dosierung bewirkt Methamphetamin eine fünfmal stärkere Freisetzung von Dopamin als Amphetamin.[161] Methamphetamin ist deshalb deutlich niedriger zu dosieren als Amphetamin.

Amphetamin und Methamphetamin aktivieren auch Rezeptoren, die sonst durch Spurenamine spezifisch stimuliert werden.[162] Spurenamine (engl. *trace amines*) sind biogene Amine, die durch Decarboxylierung von Aminosäuren entstehen. Ihrem Namen entsprechend kommen sie im Körper nur in geringen Mengen vor. Die Rezeptoren der Spurenamine (engl. *trace amine-associated receptor*) werden in Kurzform als TAAR oder auch TA bezeichnet. Sie wurden im Jahr 2001 entdeckt.[163] Insbesondere der Rezeptor $TAAR_1$ wird durch die Spurenamine β-Phenylethylamin und Tyramin, aber auch durch Amphetamin und Methamphetamin stimuliert. Durch die Stimulierung des $TAAR_1$- Rezeptors mittels Amphetaminen wird der Dopamin-Transporter derart moduliert, dass es zu einer Richtungsumkehrung seiner Funktion kommt und Dopamin vom Zellinneren in den außerzellulären Raum (synaptischen Spalt) transportiert wird, jedoch eine Rückführung vom synaptischen Spalt in das Innere der Zelle nicht bewerkstelligt werden kann, obwohl das die eigentliche Funktion des Transporters ist. Auf diese Weise wird der extrazelluläre Dopamin-Spiegel erhöht.[164]

7.3 Kokain

Im Gehirn bindet Kokain mit unterschiedlicher Affinität an den Dopamin-, Serotonin- und Noradrenalin-Transporter und bewirkt so eine Blockade der präsynaptischen Wiederaufnahme (*reuptake-inhibitor*) an Dopamin-, Serotonin- und Noradrenalin-Nervenzellen mit der Folge einer Erhöhung der Transmitterkonzentrationen in den synaptischen Spalten. Das Ausmaß der Hemmung der Wiederaufnahme der einzelnen Neurotransmitter ist unterschiedlich stark ausgeprägt und erscheint in etwa dem folgenden Verhältnis zu entsprechen:
Serotonin : Dopamin : Noradrenalin = 2 : 3 : 5.[165]

Die Substanz Kokain führt nicht zu einer erhöhten Ausschüttung dieser Neurotransmitter. Jedoch konnte in Studien beobachtet werden, dass bei gewohnheitsmäßigen Kokainkonsumenten, bedingt durch die Konditionierung auf das freudige Erlebnis, im Zeitraum von wenigen Sekunden vor dem eigentlichen Konsumvorgang eine stark erhöhte Ausschüttung von Dopamin stattfindet. Bei Dauerkonsumenten bewirkt Kokain also nicht nur durch die Blockade der präsynaptischen Wiederaufnahme von Dopamin ein Ansteigen der Dopaminmenge in den synaptischen Spalten, sondern zusätzlich auch durch die Erwartungshaltung respektive durch die Konditionierung.[166] Der durch Kokain in die Höhe getriebene Dopaminspiegel bewirkt eine Steigerung der Bewegungsaktivität, der stereotypen Verhaltensweisen sowie der Denkaktivität und vermittelt ein Gefühl der Stärke und der Aufregung. Innerhalb einer Stunde pflegt die Stimmung zu kippen und es folgen eher depressive Phasen.[167]

Neben der Aktivierung des Dopamin-, Serotonin- und Noradrenalin-Systems wurde auch ein Anstieg der extrazellulären Konzentration anderer Neurotransmitter, wie Acetylcholin (ACh), Glutamat, Aspartat, Endorphin und Cholecystokinin, nach Kokain-Applikation beobachtet. Der bislang einzige bekannte Transmitter, dessen extrazelluläre Konzentration nach akuter Kokain-Applikation sinkt, ist γ-Aminobuttersäure (GABA). Die Effekte von Kokain auf diese Transmittersysteme, von denen bisher keine direkte Interaktion mit Kokain bekannt ist, sind möglicherweise sekundäre Effekte, die durch eine erhöhte Dopamin-, Serotonin- oder Noradrenalin-Konzentration bedingt sind.[168]

Obwohl Kokain einen starken Einfluss auf die Aktivität des serotonergen Systems hat, wurde Serotonin bisher weit weniger als Dopamin mit den Verhaltenseffekten von Kokain assoziiert. Inzwischen deuten jedoch verschiedene Studien darauf hin, dass der Anstieg der Serotonin-Konzentration innerhalb des Hippocampus (zentrale Schaltstation des limbischen Systems) nach dem Konsum von Kokain nicht nur an den akuten euphorischen Effekten von Kokain beteiligt ist, sondern auch an der Ausbildung lang anhaltender Verhaltensveränderungen. Im Hippocampus fließen Informationen verschiedener sensorischer Systeme zusammen, die dort verarbeitet und von dort dann zur Großhirnrinde (Cortex) zurückgesandt werden. Damit ist er enorm wichtig für die Gedächtniskonsolidierung, also die Überführung von

Gedächtnisinhalten aus dem Kurzzeit- in das Langzeitgedächtnis, sowie für intellektuelle Leistungen als auch für die Verarbeitung von Emotionen und für die Entstehung von Triebverhalten.[169]

Es kann mit einiger Sicherheit angenommen werden, dass der 5-HT_{1A}-Rezeptor sowohl die akuten Verhaltenseffekte als auch die akuten neurochemischen Effekte im serotonergen System nach Kokain-Gabe modulieren kann. Ein funktionaler, d.h. nicht blockierter 5-HT_{1A}-Rezeptor ist demnach eine notwendige Voraussetzung für die Expression der akuten Verhaltenseffekte von Kokain, limitiert aber gleichzeitig die durch Kokain induzierte Aktivierung des serotonergen Systems. Der 5-HT_{1A}-Rezeptor ist der am weitesten verbreitete Serotonin-Rezeptor. Man findet ihn in der Hirnrinde, dem Hippocampus, der Amygdala und in den Raphe-Kernen. Eine Deregulierung seiner Funktion (z.B. durch Kokainkonsum) kann Angststörungen, Blutdruckproblemen, Psychosen und aggressive Verhaltensstörungen hervorrufen.[170]

Vorläufige Studien fanden eine potenzierende Rolle des 5-HT_3-Rezeptors bei den akuten subjektiven Effekten von Kokain. Die meisten Studien unterstützen damit die Annahme einer potenzierenden Rolle des 5-HT_3-Rezeptors bei Kokain-induzierter Hyperaktivität und möglicherweise auch bei den akuten subjektiven Effekten von Kokain. Lokalisiert ist der 5-HT_3-Rezeptor in hoher Konzentration in peripheren Nervenganglien. Im Gehirn finden sich 5-HT_3-Rezeptoren postsynaptisch in cortikalen und limbischen Gebieten und vor allem auch in der Area postrema. Sie scheinen hier die Freisetzung von anderen Neurotransmittern wie Azetylcholin und Dopamin zu modulieren.[171]

7.4 LSD und Zauberpilze

LSD und der Hauptwirkstoff der Zauberpilze (Psilocybin) haben eine große strukturelle Ähnlichkeit mit dem körpereigenen Neurotransmitter Serotonin und imitieren dessen Wirkung.

Das heißt, sie binden sich an ganz bestimmte Serotoninrezeptoren und vermitteln so den Nervenzellen ähnliche Signale wie große Serotoninkonzentrationen in den synaptischen Spalten. Da jedoch nicht alle, sondern nur eine ganz spezielle Auswahl der Serotoninrezeptoren (insbesondere 5-HT_{1A}-, 5-HT_{2A}- und 5-HT_{2C}-Rezeptoren durch LSD und 5-HT_{2A}- und 5-$HT2_{C}$-Rezeptoren durch Psilocybin) aktiviert werden, kommt es zu ungewohnten Informationsverarbeitungen im Gehirn.[172]

Die stetige, nahezu unendlich große Flut von optischen, akustischen und anderen Reizen muss durch Vergleich mit unmittelbar zuvor aufgenommenen Reizen sowie mit den im Gedächtnis und Unterbewusstsein abgespeicherten Informationen bewertet, interpretiert und auf ein zu verarbeitendes Maß gefiltert werden, bevor sie bewusst wahrgenommen werden kann. Dabei scheint dem im Zwischenhirn lokalisierten Thalamus, der Eingangspforte zur Großhirnrinde und damit zum Bereich des Bewusstseins, eine entscheidende Rolle zuzukommen, da im Thalamus die Steuerung der Vergleichsprozeduren der neu ankommenden Impulse mit den zuvor angekommenen erfolgt. Die von den Sinnesorganen über den Thalamus eingehenden Impulse werden in der Großhirnrinde dekodiert und über eine Art Rückkoppelungsschleife zum Thalamus zurückgesendet, um erneut an die Großhirnrinde weitergeleitet zu werden. Im Thalamus werden die von der Großhirnrinde zurückgesendeten Informationen zugleich für einen Vergleich mit neu ankommenden Informationen gebraucht, wobei dieser Vergleich mit einer Filterfunktion gekoppelt ist, um die Großhirnrinde vor einer Reizüberflutung zu schützen.

Durch die Aktivierung spezifischer Serotoninrezeptoren im Gehirn wird der thalamische Filter geöffnet, was zu einem starken Anstieg der Impulsübermittlung an die Großhirnrinde führt. Sinnesinformationen werden dann nicht mehr fortlaufend mit im Gedächtnis abgespeicherten Informationen verglichen und können nicht mehr wie gewohnt interpretiert werden, was zu einer vollkommen veränderten Ich- und Umwelterfahrung führen kann. Bei sehr starker Aktivierung der Serotoninrezeptoren werden nur noch einzelne voneinander unabhängige Bilder ohne Zusammenhang verarbeitet, respektive nur noch Bilder mit stark veränderten Assoziationen und Bedeutungszuordnungen.[173] Dieses Phänomen wird von vielen als ein unermesslich fließendes Ganzes verbunden mit einem Strom innerer Visionen erlebt.

LSD und Zauberpilze können Serotoninrezeptoren aktivieren, ohne dass zuvor Nervenzellen Serotonin ausschütten und freisetzen müssen, wie dies beispielsweise bei Ecstasy (MDMA) der Fall ist. Nach der psychedelischen Reise ist somit kein Serotoninmangel zu befürchten, der eine Phase depressiver Verstimmung verursachen könnte.

7.5 GHB

GHB (Gamma-Hydroxy-Butyrat) ist ein Vorläufer und Metabolit des im Gehirn dämpfend wirkenden Neurotransmitters Gamma-Amino-Buttersäure (*gamma-amino-butyric-acid*, GABA). GHB ist zudem ein eigenständiger, natürlich vorkommender Neurotransmitter im Zentralnervensystem. Es wird stark vermutet, dass GHB eine zentrale Rolle im Regelmechanismus des physiologischen Schlafes spielt.

GABA zählt zu den vier wichtigsten Aminosäuren, die im Zentralnervensystem als Neurotransmitter fungieren. Zwei dieser vier Aminosäuren (Glutaminsäure und Asparginsäure) wirken erregend, das heißt, sie aktivieren bestimmte Signalübertragungsprozesse. Die anderen beiden (Glycin und GABA) wirken hemmend, das heißt, sie dämpfen bestimmte Signalübertragungsprozesse. GABA ist der wichtigste hemmende (inhibitorische) Neurotransmitter im Gehirn. Zahlreiche Wirkstoffe wie Benzodiazepine, Barbiturate, Narkotika und Alkohol können sich an verschiedenen Stellen der GABA-Rezeptoren festsetzen und so die durch GABA vermittelte hemmende Wirkung beeinflussen. Vor allem der Alkohol gilt als berüchtigter Modulator der GABA-Rezeptoren. Alkohol intensiviert die Empfindlichkeit der GABA-Rezeptoren ganz erheblich und erhöht somit die Transmitterwirkung beträchtlich. Wird dem Körper nach dem Genuss von Alkohol GHB zugeführt, entfaltet das im Gehirn als Neurotransmitter wirkende GHB erheblich höhere Effekte an den GABA-Rezeptoren als dies ohne vorherigen Alkoholgenuss der Fall wäre. Der Mischkonsum von Alkohol und GHB führt zu einer Potenzierung der dämpfenden Wirkungsfaktoren im Gehirn.

Der $GABA_A$-Rezeptor besteht aus einem Ionen-Kanal mit zahlreichen Bindungsstellen für pharmakologische Wirkstoffe. Der Ionen-Kanal des $GABA_A$-Rezeptors ist nach der Anbindung von GABA für negativ geladene Chlorid-Ionen passierbar. Die Ionen fließen vom synaptischen Spalt in das Innere der Nervenzelle und bewirken an der Zellmembran eine Hyperpolarisation, das heißt, die Nervenzelle wird stabilisiert und die Erzeugung eines Aktionspotenzials verhindert. Der $GABA_B$-Rezeptor öffnet nach seiner Aktivierung Kalium-Kanäle und schließt Calcium-Kanäle. Aus dem synaptischen Spalt strömen nach der Aktivierung keine positiv geladenen Calcium-Ionen mehr in die Zelle, dafür strömen positiv geladene Kalium-Ionen aus der Zelle in den synaptischen Spalt. Auch dieser Vorgang stabilisiert die Zelle und verhindert die Erzeugung eines Aktionspotenzials.[174] GHB bindet als ein im Körper natürlich vorkommender Neurotransmitter an GHB-Rezeptoren, auch eine Bindung von GHB an $GABA_B$-, nicht aber an $GABA_A$-Rezeptoren wurde nachgewiesen.[175]

GABA kann aufgrund seiner chemisch-physikalischen Polarität die Blut-Hirn-Schranke sehr schlecht passieren, das heißt, wird einem Patienten GABA intravenös injiziert, erreicht nur ein ganz geringfügiger Teil der injizierten Substanz das Gehirn, der größte Teil hingegen wird im Blut oxydiert und im Urin ausgeschieden. Auch GHB kann nicht so ohne weiteres die Blut-Hirn-Schranke überqueren, da das Molekül auch polar ist, was man ja auch an seiner Löslichkeit in Wasser erkennen kann. Nur lipo-phile (fettlösliche) und kleine unpolare Moleküle können durch Diffusion durch die Membran gelangen. Andere Moleküle benötigen zur Überwindung der Blut-Hirn-Schranke ein geeignetes Transportmolekül (Carrier). Im Falle von GHB hilft ein Monocarboxylat-Transporter (MCT), das Molekül aktiv über die

Blut-Hirn-Schranke zu transportieren, und sorgt so für die nötige Konzentration, um im Gehirn eine Wirkung aufbauen zu können. GABA hingegen scheint keine genügend hohe Affinität zu diesem oder anderen Transporterproteinen zu besitzen.[176]

GHB aktiviert bereits in niedriger Dosierung den GHB-Rezeptor und bewirkt so einen stimulierenden Effekt auf den Konsumenten. Bei steigender GHB-Dosis nimmt jedoch auch die Affinität zum $GABA_B$-Rezeptor zu, der bei Aktivierung sedierend wirkt und gleichzeitig die Wirkung des GHB-Rezeptors unterdrückt. GHB bewirkt auch eine nicht linear mit der Dosis korrelierende Ausschüttung des Neurotransmitters Dopamin. Die Dopaminausschüttung steigt nicht in direkter Relation mit der Menge der eingenommenen Substanz GHB an, sondern liegt bei Dosierungen um zwei Gramm am höchsten und kann bei höheren Dosierungen, die einen narkotischen Zustand herbeiführen, wieder deutlich niedriger liegen.[177]

GHB ist ein bewährtes Medikament (Handelsnamen: Somsanit®, Xyrem®) gegen Narkolepsie (Störung der Schlaf- und Wach-Rhythmik)[178] und ein im klinischen Bereich eingesetztes Narkotikum. Der Konsum von GHB verstärkt die dämpfende Wirkung des Neurotransmitters GABA im Gehirn, erhöht somit das GABA-Potenzial, jedoch nicht die Menge von GABA.[179] Eine Erhöhung des GABA-Potenzials im Gehirn ruft diverse recht gut untersuchte Veränderungen körperlicher und psychischer Funktionen hervor, darunter Angstlinderung, Entspannung, verlangsamte oder verminderte emotionale Reaktionsfähigkeit, geringere Wachsamkeit, erhöhte Bereitschaft zum Sex und verstärkte Störung der Koordination von Bewegungsabläufen (Ataxie). Eine sehr starke Erhöhung der GABA-Potenzials im Gehirn wirkt narkotisch.

7.6 Ketamin

Ketamin (Ketalar®, Ketanest®) gehört wie Phencyclidin (PCP, Angel Dust) zu einer kleinen Gruppe psychedelischer Narkosemittel, die in ihrer Struktur nicht mit anderen psychedelischen

Wirkstoffen verwandt sind. Ketamin und Phencyclidin erzielen ihre psychedelischen Effekte nicht wie die anderen Psychedelika über eine Veränderung des Serotoninspiegels.

Ketamin beeinflusst den Wirkmechanismus des Neurotransmitters Glutaminsäure, dem wichtigsten erregenden (exzitatorischen) Neurotransmitter im Zentralnervensystem. Ketamin bindet sich an eine spezifische Glutamatrezeptorart, dem NMDA-Rezeptor (*N*-Methyl-*d*-Asparat) und blockiert dabei den Wirkmechanismus dieses Rezeptors. Normalerweise wird über diesen Rezeptor die Öffnung eines Calcium-Ionen-Kanals gesteuert, wobei Glutaminsäure-Moleküle bei dem Rezeptor den Impuls des Öffnen des Kanals auslösen, so dass Calcium-Ionen aus dem synaptischen Spalt in die Nervenzelle einströmen können und dort ihrerseits eine Reihe von intrazellulären Prozessen aktivieren. Ketamin behindert die Wirkung der Glutaminsäure, der Ionen-Kanal bleibt verschlossen, Calcium-Ionen können nicht in die Nervenzelle einströmen und die Nervenzelle verharrt im inaktiven Zustand. Schmerzen werden dadurch nicht mehr weitergeleitet und auch nicht mehr wahrgenommen.

Die Blockade der an diesen Rezeptor gebundenen Informationsvermittlung bewirkt eine funktionelle Entkopplung bestimmter Regulationssysteme des Mittelhirns und der Großhirnrinde vom Thalamus. Die Wahrnehmung und Einordnung von optischen und akustischen Signalen und anderen Reizen erfolgt nicht mehr in gewohnter Weise, sondern nur noch in fragmentarischer Form. Ähnlich wie bei einer sehr starken Aktivierung der Serotonin-rezeptoren werden dann nur noch einzelne voneinander völlig unabhängige Bilder ohne Zusammenhang verarbeitet respektive mit stark veränderten Assoziationen und Bedeutungszuordnungen.[180]

Die Wirkung von Ketamin auf den GABA-LOC (*LOC: ligand-operated ion channel*) war lange Zeit umstritten. In vitro-Untersuchungen an $GABA_A$-Rezeptorkanälen der Maus ergaben eine eindeutige Steigerung des GABA-induzierten LOC-vermittelten Chloridstroms unter Ketamin um durchschnittlich 56%. Damit wurde gezeigt, dass der $GABA_A$-Rezeptorenkanal zumindest prinzipiell einen Wirkort von Ketamin darstellt.[181] Der $GABA_A$-Rezeptor besteht aus einem Ionen-Kanal mit zahlreichen Bindungsstellen für pharmakologische Wirkstoffe. Der Ionen-Kanal des $GABA_A$-Rezeptors ist nach der Anbindung von Ketamin somit für negativ geladene Chlorid-Ionen leichter passierbar. Die Ionen fließen vom synaptischen Spalt in das Innere der Nervenzelle und bewirken an der Zellmembran eine Hyperpolarisation, das heißt, die Nervenzelle wird stabilisiert und die Erzeugung eines Aktionspotenzials wird verhindert. An den $GABA_A$-Rezeptoren bewirkt Ketamin in ähnlicher Weise wie GHB an den $GABA_B$-Rezeptoren die Verhinderung eines Aktionspotenzials, jedoch nicht so stark. Zahlreiche Wirkstoffe wie Benzodiazepine, Barbiturate, Narkotika und Alkohol können sich an verschiedenen Stellen der GABA-Rezeptoren festsetzen und so die durch GABA vermittelte hemmende Wirkung beeinflussen. Vor allem der Alkohol gilt als berüchtigter Modulator der GABA-Rezeptoren. Alkohol intensiviert die Empfindlichkeit der GABA-Rezeptoren ganz erheblich und erhöht somit die Transmitterwirkung beträchtlich. Wird dem Körper nach dem Genuss von Alkohol Ketamin oder GHB zugeführt, werden im Gehirn erheblich höhere Effekte an den GABA-Rezeptoren entfaltet, als dies ohne vorherigen Alkoholgenuss der Fall wäre. Der Mischkonsum von Alkohol und Ketamin oder GHB führt zu einer Potenzierung der dämpfenden Wirkungsfaktoren im Gehirn.

7.7 Alkohol

Alkohol ist ein Genussmittel und zugleich auch eine Droge. Oft benutzte Formulierungen wie *„Alkohol- und Drogenabhängigkeit“* sind irreführend, da sie im Kontext oft suggerieren, dass Alkohol nur ein Genussmittel sei und Drogen dagegen gefährliche Suchtstoffe. Alkohol ist genauso wie Amphetamin, Ecstasy, GHB, Haschisch, Ketamin, Kokain, LSD, Marihuana, Methamphetamin oder Psilocybin sowohl ein Genussmittel als auch eine Droge. Wer gerne alkoholische Getränke konsumiert, sollte sich dessen bewusst sein und der pharmakologischen Wirkung des Alkohols angemessenen Respekt zollen, um auch in Zukunft unbeschwert Biere, Weine und Schnäpse genießen zu können.

Alkohol ist die umgangssprachliche Abkürzung für Äthylalkohol (Äthanol, Ethanol, Trinkalkohol). In wissenschaftlichen Abhandlungen benutzt man heutzutage fast immer den Begriff *Ethanol*. Ethanol kann in geringen Dosierungen anregend wirken, in mittleren Dosierungen euphorisierend, in höheren Dosierungen halluzinogen und in ganz hohen Dosierungen dissoziativ und narkotisch.

Ethanol wirkt analog zu den Benzodiazepinen (Psychopharmaka aus der Gruppe der Tranquilizer) und Barbituraten (Schlafmittel, Antiepileptika, Narkotika) wie ein Modulator der $GABA_A$-Rezeptoren.

Ethanol stimuliert die $GABA_A$-Rezeptoren und intensiviert somit die hemmende Wirkung des Neurotransmitters GABA. Diese spezifische Wirkung von Ethanol wird genauso durch Benzodiazepine, Barbiturate und GHB hervorgerufen. Das Zusammenwirken dieser Substanzen in zu hohen Dosierungen potenziert die hemmende Wirkung des Neurotransmitters GABA und kann deshalb nicht nur Schwindelgefühle, Brechreiz, Gleichgewichtsstörungen, Orientierungsprobleme und diverse andere Unannehmlichkeiten hervorrufen, sondern wegen der übermäßigen dämpfenden Wirkung auch zu lebensbedrohlichen Atemdepressionen führen. Zwischen den Barbituraten sowie Benzodiazepinen und Ethanol besteht eine Kreuztoleranz.

Eine Besonderheit stellt der Absinth dar. Neben dem Wirkstoff Ethanol enthält Absinth noch den Wirkstoff Thujon. Beide Wirkstoffe wirken als Modulatoren an den $GABA_A$-Rezeptoren, jedoch mit gegenteiligem Effekt: Ethanol intensiviert die hemmende Wirkung des Neurotransmitters GABA, Thujon dämpft diese hingegen. Deshalb spürt man die Wirkung des Alkohols beim Trinken von Absinth nicht so schnell wie bei anderen Alkoholika. Das verleitet zum Konsum von größeren Mengen von Absinth. Da Thujon in der Leber jedoch wesentlich schneller metabolisiert wird als Alkohol, spürt man die Wirkung des Alkohols vornehmlich erst nach einer Weile nach dem letzten Glas Absinth, dafür nicht selten umso stärker.[182]

Glutamat (Glutaminsäure ist der wichtigste anregende (exzitatorische) Neurotransmitter im Gehirn Ethanol hemmt die Aufnahmefähigkeit und somit die Aktivierung der Glutamatrezeptoren und hierbei insbesondere, wie auch der Wirkstoff Ketamin, solche vom NMDA-Typ (*N*-Methyl-*d*-Asparat). Diese Rezeptoren sind an langfristigen Verstärkungen der synaptischen Effizienz beteiligt und bilden mit sehr großer Wahrscheinlichkeit die Grundlage für jene Prozesse, über welche die Lernvorgänge und das Gedächtnis möglich werden. Ketamin und Ethanol potenzieren sich in ihren Wirkungspotenzialen. Trinkt man vor dem Konsum von Ketamin reichlich Alkohol, ist die Wahrscheinlichkeit, sich nach der Ketamin-Reise an viele Einzelheiten erinnern zu können, äußerst gering.

Durch regelmäßigen und übermäßigen Alkoholkonsum kommt es zu einer chronischen Lähmung der NMDA-Rezeptoren und in der Folge durch Neubildung zu einem zahlenmäßigen Anstieg dieser Rezeptoren. Die Zunahme der Dichte der NMDA-Rezeptoren fördert jedenfalls die neurotoxische Wirkung des Ethanols während einer erneuten Ethanolzufuhr (beim erneuten Trinken von Alkohol) mit der Folge einer beschleunigten Degenerierung der Neuronen. Aufgrund dieses Prozesses kommt es zu einem zahlenmäßigen Übermaß an NMDA-Rezeptoren und bei der Einstellung des Alkoholkonsums zu krampfartigen Erscheinungen infolge des Ausbleibens der durch Alkoholzufuhr bedingten Dämpfung dieser NMDA-Rezeptoren. Dadurch wird eine Aktivierung der in zu großer Zahl vorhandenen NMDA-Rezeptoren verursacht.[183]

Eine akute Wirkung von Ethanol ist die Potenzierung der Produktion und Freisetzung von Adenosin-Monophosphat (cyclisches AMP, Cyclo-AMP, cAMP). Cyclo-AMP ist ein wichtiger intrazellulärer Signalstoff (*Second messenger*), der unter anderem auf das Reaktionsvermögen und die Reaktionsart (Hyperreaktivität) starken Einfluss ausübt. Eine chronische Wirkung von Ethanol führt dagegen zur stetigen Verringerung der Cyclo-AMP-Produktion. Diese Cyclo-AMP-Verringerung könnte für die Entstehung der Alkoholabhängigkeit von

Bedeutung sein, da ein erneuter Alkoholkonsum die mit der Einstellung des Konsums verbundene erhebliche Cyclo-AMP-Verringerung wieder teilweise ausgleichen kann.

Ethanol vermindert die Ausschüttung des Neurotransmitters Acetylcholin, der eine wichtige Rolle bei der Steuerung von Muskelaktivitäten spielt und bei Lernvorgängen, Gedächtnisbildung und beim Abruf von Erinnerungen mitwirkt. Eine dauerhafte Minderung der Acethycholin-Ausschüttung führt durch den dadurch bedingten Mangel mit der Zeit zu Störungen in der Wahrnehmung (kognitive Störungen), Orientierungsstörungen, Gedächtnisstörungen, Zerstreutheit, Denkstörungen und Veränderungen der Persönlichkeit.

Der 5-HT_3-Rezeptor ist ein Ionenkanal steuernder Rezeptor, der mit Ethanol stark interagiert. Alkohol potenziert die Wirkungen des Serotonins auf diesen Rezeptor, der Brechreiz auslöst, wenn er übermäßig aktiviert wird. Zudem steigert Ethanol die Ausschüttung von Dopamin und beeinflusst damit auf nicht unerhebliche Weise die Steuerung von Gefühlen und vom emotionalen Belohnungssystem wie auch von der Integrationsfähigkeit von Emotionen. Wechselwirkungen mit (Meth-)Amphetamin und mit Kokain, die beide auch die Dopamin-Ausschüttung ankurbeln, sind nicht nur von der angenehmen Seite bekannt. Vor allem die Kombination von Alkohol und Kokain fördert nicht selten ein anmaßendes und aggressives Verhalten.

7.8 Barbiturate

Barbiturate werden trotz erheblicher Nebenwirkungen auch noch heute als Beruhigungs-, Schlaf- und Narkosemittel eingesetzt. Der Wirkungsmechanismus der Barbiturate ist komplex; gut gesichert ist der Zusammenhang der antikonvulsiven (entkrampfenden) und auch der anxiolytischen (angsthemmenden) Wirkung mit dem GABA-Rezeptor. Dieser steuert (zusammen mit dem Benzodiazepin- und dem Barbituratrezeptor) einen gemeinsamen Chlorid-Kanal und führt durch eine Verlängerung der Öffnungsdauer und damit des Zuflusses von negativen

Chlorid-Ionen zu einer Hyperpolarisation und in der Folge zu einer Senkung der Neuronenerregbarkeit. Barbiturate wirken sehr effektiv auf diesen Chlorid-Kanal ein und verlängern auch in niedriger, klinisch üblicher Konzentration die Anlagerungsdauer von GABA am Rezeptor. Auch präsynaptische Wirkungen betreffend einer deutlich erhöhten Transmitterfreisetzung werden durch Barbiturate in Gang gesetzt.

Wegen Tausenden von Selbstmordfällen, Todesfällen durch unbeabsichtigte Einnahme, verbreiteter Abhängigkeit und häufigem Missbrauch sowie wegen schweren Wechselwirkungen mit anderen Arzneimitteln und Alkohol werden Barbiturate heute weit seltener medikamentös eingesetzt als früher.

7.9 Benzodiazepine

Benzodiazepine werden häufig sowohl als Hypnotika (Schlafmittel) und Anästhetika (Narkosemittel) als auch als Anxiolytika (angstlösende Medikamente), Sedativa (Entspannungsmittel) und Tranquilizer (Beruhigungsmittel) eingesetzt.

Alle Benzodiazepine setzen sich an bestimmten Stellen der GABA-Rezeptoren fest und verursachen eine Modulation der Bindung und damit auch der Wirkung des Neurotransmitters GABA. Alle Benzodiazepine zeigen prinzipiell das gleiche Wirkungsprofil. Die wesentlichen Unterschiede zwischen den sehr vielen verschiedenen Arten sind deren pharmakologische Parameter, wobei hauptsächlich die Geschwindigkeit des Wirkungseintritts und die Dauer der Wirkung eine Rolle spielen. Schnell wirkende Benzodiazepine werden vor allem als Einschlaf- und Narkosemittel gebraucht, lang wirkende vor allem als Anxiolytika, Sedativa und Tranquilizer.[184]

Bei hohen Einnahmemengen oder hohen Anreicherungen im Körper kann es zu Gedächtnisstörungen und zu einer verminderten Wahrnehmungs- und Reaktionsfähigkeit kommen. Beispielsweise wird die Fahrtüchtigkeit stark eingeschränkt. Infolge unerwünschter Muskelentspannungen sind darüber hinaus komplikationsreiche Stürze nicht selten. Bei einer längeren

Einnahmedauer von Benzodiazepinen besteht die Gefahr der Gewöhnung, der Toleranzbildung und schließlich der Abhängigkeitsentwicklung.

Auch bei bestimmungsgemäßem Gebrauch (vor allem bei allzu unkritischer Verschreibungspraxis) kann die Einnahme von Benzodiazepinen fast unbemerkt in einen Dauerkonsum übergehen, der schließlich nicht mehr dem ursprünglichen therapeutischen Zweck, sondern vorrangig der individuellen Befindlichkeitsmanipulation dient. Nach Schätzungen der Deutschen Hauptstelle gegen die Suchtgefahren (DHS) gibt es in Deutschland 1,4 Millionen Menschen, die von Medikamenten abhängig sind. Davon sind mehr als 1,1 Millionen von Benzodiazepinderivaten abhängig.[185]

So wie ein Dauerkonsum mit bestimmten Risiken verbunden ist, so birgt auch das abrupte Absetzen der Benzodiazepine erhebliche Risiken. Selbst nach einer therapeutisch bedingten Langzeitdosis kann ein plötzliches Absetzen der Benzodiazepine erhebliche Schlafstörungen, starke Erregung mit innerer Unruhe sowie schwere Angst- und Spannungszustände bis hin zu einer erhöhten Suizidneigung hervorrufen. Das Absetzen der Substanz sollte deshalb ebenso wie die Einnahme nur unter ärztlicher Begleitung erfolgen.

Alkohol und Ketamin sollten nicht, GHB darf nicht mit Benzodiazepinen kombiniert werden. Sehr stark wirkende Benzodiazepine wie Flunitrazepam (Rohypnol®), die zur symptomatischen Behandlung von klinisch bedeutsamen akuten und chronischen Schlafstörungen eingesetzt werden, dürfen überhaupt nicht mit Alkohol, Ketamin, GHB oder Opiaten kombiniert werden, da mit lebensbedrohlichen Atemdepressionen gerechnet werden muss.

7.10 MAO-Hemmer

Die Monoaminoxidase (MAO) ist ein Enzym, das den Abbau verschiedener biogener Amine, wie beispielsweise die Neurotransmitter Dopamin, Noradrenalin und Serotonin, bewirkt. Es gibt zwei bekannte Subtypen der MAO, die MAO-A, die vornehmlich

Noradrenalin und Serotonin abbaut, und die MAO-B, die vorwiegend Dopamin abbaut. MAO-Hemmer sind Substanzen, die das Wirkungspotenzial der MAO eindämmen und dadurch den Abbau von Dopamin, Noradrenalin und Serotonin hemmen, so dass diese Neurotransmitter länger in den synaptischen Spalten bleiben und verstärkt wirken können.

MAO-Hemmer werden zur Behandlung von Depressionen, Panik- und Angststörungen, Bulimie (Fresssucht) und zur Linderung der Symptome der Parkinson-Krankheit eingesetzt. Es gibt im Wesentlichen drei Arten von MAO-Hemmern. Die nichtselektiven irreversiblen MAO-Hemmer blockieren sowohl die MAO-A als auch die MAO-B und gehen mit der Monoaminoxidase eine feste chemische Bindung ein. Bei dieser Art von MAO-Hemmern kehrt die Enzymfunktion der Monoaminoxidase erst nach der Synthese neuer Enzymmoleküle zurück, was nach Absetzen des Medikaments mehrere Wochen dauern kann. Nichtselektive MAO-Hemmer haben starke Wechselwirkungen mit zahlreichen anderen Medikamenten wie trizyklische Antidepressiva, selektive Serotonin-Wiederaufnahme-Hemmer, andere Antidepressiva und Drogen wie (Meth-)Amphetamin, Kokain und MDMA. Durch die gegenseitige Wirkungsverstärkung kann es leicht zu Krampfanfällen und schweren Erregungen kommen. Wegen den zahlreichen Wechselwirkungen und den erheblichen Nebenwirkungen werden nichtselektive MAO-Hemmer heute nur noch selten eingesetzt, jedoch immer noch bei Patienten, die auf andere Medikamente nicht ansprechen.

Selektive MAO-A-Hemmer wie Moclobemid (Aurorix®) wirken zunächst stark antriebssteigernd und erst nach ein oder zwei Wochen regelmäßiger Einnahme stimmungsaufhellend. Der belebende Effekt auf die Stimmung und die psychomotorische Aktivität bewirken eine Linderung von Symptomen wie Dysphorie (Störung der Affektivität mit bedrückter und gereizter Stimmung), Erschöpfung, Antriebsmangel und Konzentrationsschwierigkeiten. Die antidepressive Wirkung der MAO-A-Hemmer basiert im Wesentlichen auf einer erhöhten Konzentration von Noradrenalin und Dopamin in den synaptischen Spalten.

Wechselwirkungen bestehen vor allem mit (Meth-)Amphetamin, Kokain und MDMA.

Bei der Parkinson-Krankheit fehlt dem Gehirn der Botenstoff Dopamin. Es braucht diesen Stoff jedoch, um die Bewegungen des Körpers zu kontrollieren. Im normalen Gehirnstoffwechsel wird Dopamin ständig produziert, gespeichert und von dem Enzym MAO-B wieder abgebaut. Bei Parkinson ist die Produktion dieses Stoffes vermindert, der Abbau durch MAO-B bleibt jedoch gleich. Daher entsteht nach kurzer Zeit ein Mangel an Dopamin. Steifheit der Muskulatur (Rigor), Zittern (Tremor) und eine Verlangsamung der Bewegung (Akinese) sind die Folge.

Dopamin selbst kann nicht als Medikament eingenommen werden, da es nicht den Schutzwall (Blut-Hirn-Schranke) durchdringen kann, der das Gehirn umgibt. Daher muss man durch andere Methoden die Konzentration an Dopamin im Gehirn erhöhen. Selegilin (Selecim®, Jumexal®, Regepar®) ist ein MAO-B-Hemmer. Selegilin hemmt selektiv das Enzym MAO-B, so dass der Dopamin-Abbau unterdrückt wird und die noch vorhandenen geringen Dopamin-Mengen länger in den synaptischen Spalten erhalten bleiben. Durch die so erhöhte Dopamin-Konzentration können die Bewegungen des Körpers besser kontrolliert werden.

In der Leber wird Selegilin teilweise in Amphetamin und Methamphetamin umgewandelt. Diese Stoffe können ebenfalls dem Dopamin-Mangel entgegenwirken. Demnach trägt Selegilin offenbar über zwei Mechanismen zur Therapie der Parkinson-Krankheit bei: zum einen durch die MAO-B-Hemmung und zum anderen durch seine Umwandlung in die aktiven Zwischenprodukte Amphetamin und Methamphetamin.

7.11 Trizyklische Antidepressiva

Trizyklische Antidepressiva sind eine Klasse von Wirkstoffen, die chemisch eine Drei-Ring-Struktur besitzen. Sie hemmen die Wiederaufnahme von Neurotransmittern aus den synaptischen Spalten in die präsynaptischen Nervenzellen, so dass eine stark erhöhte Konzentration von Neurotransmittern in den synaptischen Spalten bewirkt wird. Die einzelnen trizyklischen Antidepressiva unterscheiden sich durch verschiedene Hemmungsintensitäten bei den einzelnen Neurotransmittern. Im Allgemeinen hemmen die trizyklischen Antidepressiva die Noradrenalin-Wiederaufnahme weit stärker als die von Serotonin, der Wirkstoff Amitriptylin (Amineurin®, Saroten®) beispielsweise um das 2,8-fache, der Wirkstoff Imipramin (Pryleugan®, Tofranil®) um das 3,2-fache, der Wirkstoff Trimipramin (Herphonal®, Stangyl®) um das 5-fache, der Wirkstoff Doxepin (Aponal®, Doneurin®, Doxepia®, Sinquan®) um das 14-fache, der Wirkstoff Nortriptylin (Nortrilen®) um das 67-fache, der Wirkstoff Protriptylin um das 278-fache und der Wirkstoff Desipramin sogar um das 384-fache. Auch wenn die beiden zuletzt genannten Substanzen als Fertigarzneimittel nicht im Handel erhältlich sind, zeigt sich doch, dass bei den im Handel erhältlichen trizyklischen Antidepressiva Unterschiede um mehr als das 20-fache gegeben sind.[186]

Die trizyklischen Antidepressiva sind zudem ziemlich potente Blocker der Histamin-Rezeptoren. Auch hier gibt es deutliche Unterschiede zwischen den einzelnen Wirkstoffen. Doxepin hemmt die Histamin-Wiederaufnahme 40-mal und Amitriptylin 10-mal so stark wie etwa Imipramin und Nortriptylin. Deshalb haben Amitriptylin und vor allem Doxepin den stärksten sedierenden (dämpfenden, entspannenden und beruhigenden) Effekt von allen trizyklischen Antidepressiva.[187]

Einige trizyklische Antidepressiva, wie zum Beispiel Amitriptylin, hemmen zudem die MAO-A. Das heißt, die längere Aufenthaltsdauer der Neurotransmitter Noradrenalin und Serotonin in den synaptischen Spalten wird durch völlig unterschiedliche Mechanismen herbeigeführt.

Aufgrund der stark unterschiedlichen Wirkungsprofile der trizyklischen Antidepressiva sind auch die Wechselwirkungen mit anderen psychoaktiven Substanzen sehr unterschiedlich ausgeprägt. Vor allem kann beim Mischkonsum von verschiedenen psychoaktiven Substanzen in Kombination mit dem Gebrauch von trizyklischen Antidepressiva der Verlauf der

Wechselwirkungen kaum eingeschätzt oder gar vorausgesagt werden. So ist in jedem Fall beim Gebrauch dieser Antidepressiva vom Konsum weiterer psychoaktiver Substanzen, deren Wirkung auf einer erhöhten Ausschüttung von bestimmten Neurotransmittern basiert, generell abzuraten.

7.12 Selektive Serotonin-Wiederaufnahme-Hemmer

Die neuesten antidepressiven Wirkstoffe sind serotoninspezifische Wiederaufnahme-Hemmer, die nur eine geringfügige Auswirkung auf andere Neurotransmitter haben. In der Fachliteratur werden diese Wirkstoffe SSRI (*serotonin-specific reuptake inhibitors*) genannt. Sie haben im Gegensatz zu den trizyklischen Wiederaufnahme-Hemmern praktisch keine dämpfende Wirkung.

Der bekannteste SSRI ist der Wirkstoff Fluoxetin. Fluoxetin ist in den USA unter dem Markennamen Prozac® bekannt geworden und wird in Deutschland unter den Namen Fluctin®, Fluneurin®, Fluoxetin-ratiopharm®, Fluxet® und in der Schweiz unter den Namen Fluctine®, Fluocim®, Fluoxifan® und Flusol® als verschreibungspflichtiges Medikament in Apotheken verkauft. Fluoxetin hemmt die Wiederaufnahme von Serotonin 23-mal stärker als die von Noradrenalin. Der Wirkstoff Paroxetin (Deroxat®, Euplix®, Paroxat®, Paroxedura®, Seroxat®, Tagonis®) sogar 45-mal und der Wirkstoff Sertralin (Gladem®, Zoloft®) sogar 64-mal stärker. Die Affinität zu den Histamin-Rezeptoren ist bei Fluoxetin genauso niedrig wie zu den Noradrenalin-Rezeptoren, bei Paroxetin 6-mal niedriger und bei Sertralin sogar 65-mal niedriger. Sertralin ist derzeit das mit Abstand am stärksten selektiv wirkende Antidepressivum.[188]

Die SSRI erhöhen den Serotonin-Spiegel in den synaptischen Spalten. Dadurch wird einerseits als Folgeerscheinung die Produktion von Serotonin herabgesetzt und anderseits die Zahl der Serotonin-Rezeptoren reduziert. Ob diese Herabsetzung der Produktion von Serotonin zu einer irreversiblen Degeneration der serotonergen Nervenendigungen führt, ist bis heute in Fachkreisen immer noch heftig umstritten, jedoch sehr wahrscheinlich. Das gleiche gilt für die Reduktion der Zahl der Rezeptoren.

7.13 Mischkonsum

Die gleichzeitige oder zeitlich gestaffelte Einnahme von mehreren psychoaktiven Substanzen (Mischkonsum) kann die Veränderung der Wahrnehmung wie die des persönlichen Empfindens mitunter weit mehr beeinflussen als die Einnahme einer einzigen Substanz (Monokonsum). Voraussetzung für einen effizienten, genussvollen und risikoarmen Mischkonsum ist eine vielfältige persönliche Erfahrung mit den einzelnen Substanzen. Der heute übliche Mischkonsum verschiedener Drogen erfolgt dennoch oft leichtsinnig und unüberlegt ohne vorherige Erfahrungen mit den einzelnen Substanzen. Leichtsinniger und unüberlegter Mischkonsum kann jeden plötzlich und unverhofft in eine Spirale vollkommen gegensätzlicher Gefühlszustände mit äußerst paradoxen Wirkungen hineinziehen. Mischkonsum kann zudem bei einigen Kombinationen die substanzspezifischen Wirkungen vermindern, bei anderen hingegen potenzieren, was das gesundheitliche Risiko schwer kalkulierbar macht.

Mischkonsum kann zur Bildung völlig neuer Substanzen, die pharmakologisch wirksam sind, führen. Nimmt man beispielsweise vor dem Konsum von Kokain ein paar alkoholische Getränke zu sich, dann bildet sich im Körper nach dem Schnupfen des Kokains ein Wirkstoff namens Cocaethylen, der die Wiederaufnahme von Dopamin in gleicher Weise hemmt wie Kokain, und es kommt zu einer deutlichen Verstärkung der Wirkung des Kokains auf die vitalen Funktionen, zu einer Steigerung des Aktivitätsdrangs und zu einer Minderung des Alkoholrausches.[189] Trinkt man den Alkohol erst kurz nach dem Schnupfen, dann bildet sich kein oder nur eine kaum merkliche Menge des Wirkstoffes Cocaethylen.

Wer unter chronischen oder akuten Krankheiten leidet und/ oder mit Medikamenten behandelt wird, sollte auf keinen Fall

Drogen gebrauchen, ohne vorher einen versierten Facharzt seines Vertrauens zu konsultieren. Schwangere sollten generell auf jeglichen Konsum von Ecstasy, Speed, Kokain sowie Nikotin verzichten und Alkohol nur in geringen Mengen konsumieren.

8 Drug-Checking

Drogen aller Art sind weltweit äußerst begehrte Güter, wobei die Nachfrage vom rechtlichen Status der einzelnen Substanzen kaum beeinflusst wird. Auf die Qualität der Drogen hingegen hat dieser Status einen großen Einfluss, da bei so genannten legalen Drogen durch amtliche Kontrollen eine gleichbleibende Güte bezüglich Reinheit und Dosierung weitgehend gewährleistet werden kann. Bei illegalisierten Substanzen ist dies jedoch nicht der Fall. So entsprechen Reinheit und Dosierung bei den illegalisierten Substanzen häufig nicht den Angaben der Lieferanten oder sie enthalten andere als die deklarierten Wirkstoffe. Daraus folgt, dass der Konsum solcher Produkte mit einem zusätzlichen Gefahrenpotenzial für die gesundheitliche Unversehrtheit der jeweiligen Konsumenten verbunden sein kann. Dieses zusätzliche und offenkundige Gefahrenpotenzial zu reduzieren ist die Zielsetzung von Drug-Checking-Programmen.

8.1 Drug-Checking fördert die Drogenkompetenz und mindert den Konsum

Mittels Drug-Checking-Programmen werden den Konsumenten illegalisierter Substanzen qualitative und quantitative Angaben zu den Wirkstoffen in den zur Untersuchung eingereichten Drogen (Pillen, Pulver oder Pappen) vermittelt. Drug-Checking-Programme dienen vor allem der psychischen und physischen Schadensbegrenzung sowie der allgemeinen Risikominderung beim Konsum illegalisierter Substanzen. Zudem haben sie einen erzieherischen Charakter im Sinne der Entwicklung und Förderung von Selbstkompetenz und Drogenmündigkeit. Im Rahmen einer EU-Studie konnte bewiesen werden, dass Drug-Checking-Programme das tatsächliche Konsumverhalten beeinflussen. Der Ecstasy-Konsum wird gesenkt und das risikohafte Verhalten verringert. Die Studie, die gemeinsam von den Städten Wien, Hannover und Amsterdam und den jeweiligen Drug-Checking-

Programmen durchgeführt wurde, geht auf eine Initiative der EU-Kommission zurück. In der 3-Städte-Untersuchung konnte klar nachgewiesen werden, dass bei Konsumenten der Partydroge Ecstasy durch das Drug-Checking eine Verhaltensänderung herbeigeführt wird. Je häufiger die Konsumenten ihre Pillen testen lassen, desto seltener konsumieren sie Ecstasy. Darüber hinaus konsumieren Nutzer der Drug-Checking-Programme in der Regel weniger Pillen, wenn ihr Testergebnis eine hohe Dosierung angibt. Die Vermutung, dass Ecstasy-Gebraucher ihre Pillen nicht einnehmen, wenn das Ergebnis der Analyse nicht den erwarteten Wirkstoff MDMA angibt, kann durch die EU-Studie erstmals wissenschaftlich bestätigt werden.[190]

Warnungen vor gesundheitlich besonders gefährlichen Substanzen und die Vermittlung von potenziellen Risiken des Konsums, wie es den Aufgaben von Drug-Checking-Programmen entspricht, halten einige Jugendliche davon ab, mit dem Konsum zu beginnen. So gab beispielsweise fast ein Drittel der Befragten im Rahmen der oben genannten Studie an, Ecstasy wegen der gefährlichen Substanzen, die beim Drug-Checking entdeckt werden, nicht zu nehmen. Ein weiteres Viertel gab als Grund, sich von Ecstasy fernzuhalten, die „Warn-Flyer“ an, mit denen vor den Inhalten getesteter Pillen gewarnt wird. Schon allein die Präsenz von Drug-Checking-Programmen vor Ort unterstreicht die Gefahren potenzieller gesundheitlicher Schädigungen durch verunreinigte Pillen und andere Drogen.

Durch Drug-Checking-Programme können gefährliche Inhaltsstoffe in Pillen oder Pulvern und/oder übermäßige Dosierungen in Pillen frühzeitig, das heißt oftmals vor dem Konsum, ausfindig gemacht werden. Bedenkliche Testergebnisse werden auf Flyern und im Internet auf diversen Homepages sowie in verschiedenen Newsletters im Rahmen von vernetzten Frühwarnsystemen rasch publik gemacht. Auf diese Weise können potenzielle Konsumenten dieser Substanzen gewarnt und zuweilen auch vom Konsum derselben abgehalten werden. Somit bietet Drug-Checking eine Hilfe zur Vermeidung von Überdosierungen und Vergiftungen im Umfeld der Drogen konsumierenden Szenen.

Informationen über Drogen und deren Wirkungsprofil werden in der Regel mündlich von Konsument zu Konsument weitergegeben und sind deshalb zumeist stark subjektiv geprägt. Mittels Drug-Checking kann eine objektive, wissenschaftlich fundierte Komponente in diesen oft von Mythen durchtränkten Informationsfluss eingebracht werden. Wahrnehmungsveränderungen, Erlebnisqualitäten, erfreuliche wie schmerzliche Erfahrungsmuster und emotionelle Veränderungen der Befindlichkeit können ursächlich bestimmten Substanzen und deren Dosierungen zugeordnet werden. Sicher spielen auch andere Faktoren wie Set und Setting eine gewichtige Rolle, doch die konsumierten Substanzen sind im Kontext der psychedelischen Reisen und drogeninduzierten Ekstasen eine herausragende Komponente, die durch Drug-Checking besser erkannt und bewertet werden kann.

Drogenaufklärung kann nur erfolgreich praktiziert werden, wenn die Wirkungsweisen der verschiedenen psychoaktiven Substanzen genau bekannt sind. Um diese empirisch zu erforschen, muss notwendigerweise die exakte chemische Zusammensetzung der illegalisierten Drogen, die regelmäßig von Tausenden von jungen Menschen konsumiert werden, ebenfalls bekannt sein. Nur mit diesen Kenntnissen können die unterschiedlichsten subtilen Wirkungsprofile der einzelnen psychoaktiven Substanzen wie auch die ihrer Kombinationen beim Mischkonsum beobachtet und analysiert werden. Insbesondere können so interaktiv mit den Konsumenten Mengengrenzwerte bezüglich allgemeiner Verträglichkeit bei verschiedenen Stoffkombinationen eruiert werden. Die so gewonnenen Erkenntnisse sind in der Folge wiederum die Grundlage für eine verbesserte und differenziertere Beratung. Eine hilfreiche und effiziente Drogenberatung sollte sowohl auf einem empirisch erfassten Erfahrungsschatz als auch auf gesicherten wissenschaftlichen Daten basieren, sonst droht sie kläglich zu scheitern und nur noch symbolischen Charakter anzunehmen.[191]

8.2 Drug-Checking in Europa

Unter Drug-Checking versteht man die chemische Analyse von auf dem Schwarzmarkt kursierenden Pappen, Pillen und Pulvern sowie die Übermittlung der Resultate an die potenziellen Konsumenten dieser Substanzen.

In Deutschland startete Eve & Rave in Berlin im Februar 1995 ein eigenständiges Drug-Checking-Programm und veröffentlichte die Analyseergebnisse in periodisch erscheinenden Listen, die in der Szene auf große Akzeptanz stießen. Des Weiteren wurden die Analyseresultate von Eve & Rave Berlin regelmäßig bei der Informationszentrale gegen Vergiftungen der Universität Bonn über Internet der Öffentlichkeit zugänglich gemacht. Das Programm musste aufgrund behördlicher Interventionen im September 1996 eingestellt werden. Seither finden in Deutschland nur noch Konferenzen und Seminare statt, an denen immer wieder erörtert wird, wie man in Deutschland ein Drug-Checking-Programm durchführen könnte, ohne jedoch zu einem konstruktiven Ergebnis zu gelangen, so dass es seit 1996 in Deutschland kein eigenständiges Drug-Checking-Programm mehr gibt.

In den Niederlanden wurden Ende der 80er Jahre die ersten Drug-Checking-Programme durchgeführt und in der Folge schon bald zu einem flächendeckenden Programm im ganzen Land ausgeweitet. Die ermittelten Analysedaten wurden zudem seit 1993 in einem nationalen Monitoring-System erfasst und dienten als Informationsgrundlage für ein ebenfalls das ganze Land abdeckende Frühwarnsystem. Das niederländische Modell wurde zum Vorbild für alle anderen Drug-Checking-Programme in Europa.

In der Schweiz wurden ab Dezember 1995 die ersten Drug-Checking-Programme durchgeführt, zuerst in Zürich von der Zürcher Arbeitsgemeinschaft für Jugendprobleme (ZAGJP), ab 1996 in Solothurn von Eve & Rave Schweiz und ab 1998 auch in Bern von der Stiftung Contact in Zusammenarbeit der Gesundheits- und Fürsorgedirektion des Kantons Bern (Projekt *Pilot E*).

In Zürich werden Analysen derzeit regelmäßig vor Ort mit einem hochmodernen mobilen Labor auf Partys durchgeführt – ein Service von Streetwork Zürich. Streetwork ist ein Projekt der Ambulanten Drogenhilfe der Stadt Zürich. Bevorstehende Termine mit Testmöglichkeiten werden im Internet auf *www.safer-party.ch* und in Szenemedien angekündigt. Im Falle des Auftauchens von verunreinigten Pillen wird auf besagter Internetseite sofort vor dem Konsum derselben gewarnt.

In Österreich führt der Verein Wiener Sozialprojekte in Zusammenarbeit mit der Drogenkoordination Wien und dem klinischen Institut für medizinische und chemische Labordiagnostik (AKH Wien) im Rahmen des Projektes *ChEck iT!* seit April 1997 in Wien und manchmal auch in anderen Städten Österreichs auf Partys vor Ort Analysen von Pillen, Pulvern und diversen anderen Substanzen mit einem großen mobilen Labor durch. Die Ergebnisse der Analytik werden systematisch auf der Website *www.checkyourdrugs.at* im Internet veröffentlicht. Auf dieser Website sind zudem vielfältige weiterführende Informationen zur Thematik zu finden.

9 Was tun im Notfall?

Empfehlungen von Eve & Rave Schweiz, Eve & Rave e.V. Berlin, FASD Fribourg, Prévtech Lausanne, Radix Svizzera Italiana und Streetwork ADH Zürich gemäß *„DRUGS – die Partydrogeninfo!“*[192] und ergänzt durch den neuesten *„Standard“* im Bereich Herz-Lungen-Massage des Deutschen Roten Kreuzes.[193]

Grundsätzlich solltest du dich stets bereithalten, Leuten, denen es schlecht geht, zu helfen. Ängste verstärken vorhandene Symptome. Deshalb solltest du neben ganz praktischer Hilfe Körperkontakt und einfühlsamen Zuspruch anbieten. Versuche Fremdheitsgefühle und Berührungsängste zu überwinden, wenn es sich um einen Notfall handelt. Denk daran, dass es auch dir mal schlecht gehen kann.

Aschfahles Gesicht, Bewusstlosigkeit, unregelmäßiger Atem, Unansprechbarkeit, schwacher Puls

Sofort den Notarzt rufen (Telefonnummer in der Schweiz 144, in Deutschland 112) oder die Sanitäter auf dem Gelände (wenn vorhanden) informieren! Eine Person muss immer beim Betroffenen bleiben!

Führe sofort das **ABC** aus, wenn eine Person nicht mehr ansprechbar ist und es keine Sanitäter auf dem Platz gibt!

A – Atemwege freimachen!

Bringe die betroffene Person in die Rückenlage, strecke ihren Kopf nach hinten und den Unterkiefer nach oben und beobachte die Bewegungen ihres Thorax (Brustkorb).

B – Beatmung beginnen!

Mund-zu-Mund-Beatmung

- Atemwege freimachen durch Neigen des Kopfes nach hinten bei gleichzeitigem Anheben des Kinns.

- Mit Daumen und Zeigefinger der an der Stirn liegenden Hand den weichen Teil der Nase verschließen.
- Mund des Betroffenen bei weiterhin angehobenem Kinn öffnen.
- Normal einatmen und Lippen dicht um den Mund des Betroffenen legen.
- Luft über einen Zeitraum von einer Sekunde gleichmäßig in den Mund des Betroffenen blasen, so dass sich der Brustkorb sichtbar hebt.
- Kopflage des Betroffenen beibehalten, eigenen Kopf zur Seite drehen, erneut einatmen und darauf achten, ob sich der Brustkorb des Betroffenen wieder senkt.
- 10- bis 12-mal pro Minute beatmen.
- Setzt die Atmung wieder ein: stabile Seitenlage.
- Setzt die Atmung nicht ein, Maßnahmen (Herzdruckmassage, Atemspende) bis zum Eintreffen des Fachpersonals durchführen.

C – Circulation

Puls an der Halsschlagader aufsuchen und während mindestens 5 bis 10 Sekunden fühlen. Wenn kein Puls vorhanden ist, Herzmassage ausführen.

- Patient auf flacher Unterlage in Rückenlage bringen.
- Neben dem Betroffenen in Höhe des Brustkorbs knien.
- Den Ballen einer Hand auf das untere Drittel des Brustbeins platzieren (= Mitte des Brustkorbs).
- Den Ballen der anderen Hand auf die erste Hand aufsetzen. Mit Handballen drücken (Hände übereinander, Finger drücken nicht).
- Die Arme des Helfers sind gestreckt, und der Brustkorb des Patienten wird senkrecht von oben durch Gewichtsverlagerung des eigenen Oberkörpers 30-mal zirka 4–5 Zentimeter tief eingedrückt.

- Frequenz: zirka 100 Kompressionen pro Minute.
- Druck- und Entlastungsdauer sollten gleich sein.

Methode:
- 2 Beatmungsstöße.
- Nochmalige Überprüfung der Atmung und Pulskontrolle.
- 30-mal Herzmassage (siehe oben).
- Beatmung und Herzdruckmassage erfolgen dann im steten Wechsel: 30 x drücken, 2 x beatmen.
- Laufende Überprüfung des Zustandes des Patienten, spätestens nach einer Minute Puls messen
- und prüfen, ob die Atmung eingesetzt hat.

Akute Atemdepression

Hier ist der Patient in aufrechter Sitzstellung wach zu halten und durch Zureden wie durch Vormachen zu intensivem Atmen zu stimulieren.

Hitzschlag

Symptome:
- hochroter, heißer Kopf
- warme, fast heiße Haut
- rasender Puls
- Übelkeit

Bringe die betroffene Person in eine ruhige Ecke mit frischer Luft. Lagere sie so, dass der Kopf oben ist und bleibe bei der Person. Wenn die Person ansprechbar ist, gib ihr Vitamin- oder Mineralgetränke. Keine Nahrungsmittel verabreichen! Informiere den Notarzt darüber, was die Person alles konsumiert hat.

Horrortrips, Panikanfälle und Angstzustände

Lass einen Freund oder eine Freundin in diesem Zustand niemals alleine! Gib ihm oder ihr ein Gefühl von Geborgenheit und Freundschaft, rede ihm oder ihr beruhigend zu und versuche ihn oder sie auf positive Gedanken zu bringen. Bringe ihn oder sie an die frische Luft und verabreiche ihm oder ihr etwas frisches Wasser. Zwinge die Betroffene oder den Betroffenen nicht, etwas zu essen oder zu trinken! Halte Körperkontakt. Bessert sich der Zustand nicht, informiere die Sanitäter oder den Notarzt.

Die Gabe von Medikamenten sollte möglichst Ärzten anvertraut werden. Es wird zwar immer wieder berichtet, dass die Gabe von Benzodiazepinen wie 10 mg Diazepam (Valium®) oder 1 bis 2 mg Lorazepam (Tavor®, Temesta®) in akuten Fällen von Angstzuständen und bei Horrortrips hilfreich seien, doch es ist zu beachten, dass Benzodiazepine auf die gleichen Rezeptoren (GABA-Rezeptoren) einwirken wie Alkohol oder GHB. Wird jemanden, der Alkohol und/oder GHB konsumiert hat, ein Benzodiazepin verabreicht, so kann es zu heftigen unerwünschten Nebenwirkungen kommen. Deshalb sollte eine derartige Medikation nur von medizinischem Fachpersonal durchgeführt werden.

Telefonnummer des Notarztes

in der Schweiz: 144
in Deutschland: 112

Anmerkungen und Quellenhinweise

1 T. Leary (1982): Politik der Ekstase, Linden, S. 78

2 Gesetz über den Verkehr mit Arzneimitteln (Arzneimittelgesetz - AMG); § 3 Stoffbegriff
www.buzer.de/gesetz/7031/a140048.htm

3 Definition von Arzneimittel gemäß § 2 Arzneimittelgesetz (AMG, Fassung vom 19. Juli 2011): Arzneimittel sind Stoffe oder Zubereitungen aus Stoffen, die zur Anwendung im oder am menschlichen oder tierischen Körper bestimmt sind und als Mittel mit Eigenschaften zur Heilung oder Linderung oder zur Verhütung menschlicher oder tierischer Krankheiten oder krankhafter Beschwerden bestimmt sind oder die im oder am menschlichen oder tierischen Körper angewendet oder einem Menschen oder einem Tier verabreicht werden können, um entweder die physiologischen Funktionen durch eine pharmakologische, immunologische oder metabolische Wirkung wiederherzustellen, zu korrigieren oder zu beeinflussen oder eine medizinische Diagnose zu erstellen.

www.buzer.de/gesetz/7031/a140047.htm

4 H. Cousto (1998): Drogeninduzierte und andere außergewöhnliche Bewusstseinszustände, Solothurn, S. 13
www.eve-rave.net/abfahrer/download.sp?id=1860

5 Duden Bedeutungswörterbuch (1985): Das Bedeutungswörterbuch, Wortbildung und Wortschatz, Hrsg.: Wolfgang Müller, Mannheim. S. 625; Vgl.: Henning Schmidt-Semisch (1992): Die prekäre Grenze der Legalität – DrogenKulturGenuss (AG SPAK M 124), München, S. 15 ff.

6 Duden Bedeutungswörterbuch (1985): Das Bedeutungswörterbuch, Wortbildung und Wortschatz, Hrsg.: Wolfgang Müller, Mannheim. S. 446; Vgl.: Henning Schmidt-Semisch (1992): Die prekäre Grenze der Legalität – DrogenKulturGenuss (AG SPAK M 124), München, S. 15 ff.

7 Gesetz über den Verkehr mit Arzneimitteln (Arzneimittelgesetz - AMG); § 3 Stoffbegriff
www.buzer.de/gesetz/7031/a140048.htm

8 Pschyrembel (1993): Medizinisches Wörterbuch, Berlin, S. 1668 Wirkstoff: körpereigener oder -fremder Stoff mit erwünschter oder unerwünschter Wirkung, der bei Kontakt die Funktion lebender Materie, wie Zellgewebe, Organe u. Organismen, in differenzierter Weise beeinflusst.

9 LSD wurde von der Firma Sandoz SA in Basel unter dem Markennamen Delysid® hergestellt und vertrieben. Die in Prag ansässige Firma Spofa produzierte LSD bis zum Jahr 1974 und lieferte das Medikament unter dem Markenname Lysergamid® aus.

10 I. Bodmer, A. Dittrich, D. Lamparter (1994): Außergewöhnliche Bewusstseinszustände – ihre gemeinsame Struktur und Messung, in: A. Dittrich, A. Hofmann, H. Leuner: Welten des Bewusstseins, Band 3, Experimentelle Psychologie, Neurobiologie und Chemie, Berlin, S. 45-58

11 A. Dittrich, D. Lamparter (1994): Differenzielle Psychologie außergewöhnlicher Bewusstseinszustände, in: A. Dittrich, A. Hofmann, H. Leuner: Welten des Bewusstseins, Band 3, Experimentelle Psychologie, Neurobiologie und Chemie, Berlin, S. 59-86

12 Eve & Rave Schweiz, Eve & Rave e.V. Berlin, FASD BRR URD Fribourg: DRUGS – die Partydrogeninfo! Alles was Du schon immer über Partydrogen wissen wolltest und noch nie ehrlich beantwortet wurde ..., Fribourg und Solothurn 2001
www.eve-rave.net/download.sp?file=bericht108.pdf

13 Eve & Rave Schweiz, Eve & Rave e.V. Berlin, FASD BRR URD Fribourg: DRUGS – die Partydrogeninfo! Alles was Du schon immer über Partydrogen wissen wolltest und noch nie ehrlich beantwortet wurde ..., Fribourg und Solothurn 2001
www.eve-rave.net/download.sp?file=bericht108.pdf

14 Das Bundeskriminalamt (BKA) meldet im Rauschgiftjahresbericht 2000 auf Seite 91 folgende Zahlen betreffend Reinheitsgehalte von Ecstasy-Pillen und -Kapseln:

„Für insgesamt 935.186 Tabletten und Kapseln – im Folgenden als Konsumeinheiten (KE) bezeichnet – wurden die Wirkstoffgehalte mitgeteilt. 92,7 Prozent der Konsumeinheiten enthielten einen psychotropen Wirkstoff (Monopräparate), während bei 7,3 Prozent zwei und drei Suchtstoffe festgestellt wurden (Kombinationspräparate). Von den 852.736 Monopräparaten enthielten 98,4 Prozent 3,4-Methylendioxy-methamphetamin (MDMA), 1,2 Prozent Amphetamin und die verbleibenden 0,4 Prozent Methamphetamin, 3,4-Methylen-dioxy-N-ethylamphetamin (MDE), 4-Brom-2,5-dimethoxy-amphetamin (DOB), 4-propylthio-2,5-dimethoxyphenethylamin (2C-T-7) und 3,4-methylendioxyamphetamin (MDA).
Bei den gemeldeten Kombinationspräparaten handelte es sich um Mischungen von MDMA/MDE, MDMA/ MDA, MDMA/Methamphetamin, MDMA/Amphetamin MDA/Amphetamin oder MDMA/MDA/Amphetamin. Die am häufigsten gemeldeten MDMA/MDE-Zubereitungen enthielten durchschnittlich 36 mg MDMA und 22 mg MDE pro Konsumeinheit (als Base berechnet).“
98,4 Prozent aller Monopräparate respektive 91,2 Prozent aller untersuchten Proben aus dem Jahr 2000 enthielten gemäß BKA ausschließlich den Wirkstoff MDMA.

15 Leo Hermle (1998): Stand der klinischen und experimentellen Ecstasyforschung, in: BOA e.V.: Pro Jugend – mit Drogen? Mein Glück gehört mir!, Solothurn, S. 112–120

Andreas Mayerhofer (2002): Akut- und Langzeiteffekte von 3,4-Methylendioxymethamphetamin (MDMA, „Ecstasy“) in Tiermodellen der Sucht und Neurotoxizität, Dissertation der Fakultät für Chemie und Pharmazie

der Eberhard-Karls-Universität Tübingen zur Erlangung des Grades eines Doktors der Naturwissenschaften, Tübingen 2002, S. 13 f
http://d-nb.info/965404625/34

16 David E. Nichols (1986), Differences between the mechanism of action of MDMA, MBDB, and the classic hallucinogens. Identification of a new therapeutic class: entactogens, J Psychoactive Drugs, 18 (1986) 305-313
„It seemed that the effect of these drugs was to enable the therapist – or patient – to reach inside and deal with painful emotional issues that are not ordinary accesible. Just as the word „tact" has the connotation of com municating information in a sensitive and careful way so as to avoid offense, it seemed that the Latin root of this word, ***tactus****, would be appropriate as part of the term. Addition of the Greek roots* ***en*** *(within or inside) and* ***gen*** *(to produce) created the term* ***‚entactogen'****, having the connotation of* ***producing a touching within****."*

17 H. Cousto (1997): Drug-Checking – Qualitative und quantitative Kontrolle von Ecstasy und anderen Substanzen, Solothurn, S. 94

18 Pillenlisten von Eve & Rave Berlin
www.eve-rave.net/abfahrer/download.sp?cat=1

19 Pillenliste von Eve & Rave Schweiz
www.eve-rave.ch/drugchecking-resultate

20 Saferparty: XTC-Auswertung 2017
www.*saferparty.ch/tl_files/images/download/file/aktuelles%202018/XTC_Auswertung_2017.pdf*

Warnung vor Street Parade – Ecstasy-Tabletten werden immer gefährlicher
www.20min.ch/schweiz/news/story/Ecstasy-Tabletten-werden-immer-staerker-19153642

21 DBDD: Bericht 2018 des nationalen REITOX-Knotenpunkts an die EBDD (Datenjahr 2017 / 2018) –Drogenmärkte und Kriminalität
www.dbdd.de/publikationen/jahresbericht-situation-illegaler-drogen-in-deutschland.html

22 Suchthilfe Wien – Suchtprävention – Tätigkeitsbericht 2017
www.suchthilfe.wien/wp-content/uploads/T%C3%A4tigkeitsbericht-SHW_Suchtpr%C3%A4vention-2017.pdf

23 Trimbos Institut: Nationale Drug Monitor – Jaarbericht 2017
assets.trimbos.nl/docs/f8502344-4a38-4a87-9740-bc408805e2fa.pdf

Trimbos Institut: Annual Report 2017 – Drugs Information and Monitoring System (DIMS)
www.assets-sites.trimbos.nl/docs/5617af8b-eadf-449d-bbc2688fe754cc22.pdf

24 Marion Huber: Synthetische Drogen – Immer wieder neu, in: Österreich. Ärztezeitung ÖÄZ 20 – 25.10.2013
www.aerztezeitung.at/archiv/oeaez-2013/oeaez-20-25102013/synthetische-drogen-ketamin-derivatmethoxetamin-4-ma-pma-pmma-univ-prof-rainer-schmid.html

ChEckiT! Wien: PMA/PMMA Factsheet
www.checkit.wien/substanzen/pma/

25 C. Arthur (2002): Ecstasy link to damage of the brain ‘misleading‘ the public, in: Independent, 18. April 2002

26 Buchert, Ralph; Thomasius, Rainer; Nebling, Bruno; Petersen, Kay; Obrocki, Jost; Jenicke, Lars; Wilke, Florian; Wartberg, Lutz; Zapletavola, Pavlina; Clausen, Malte: Long-Term Effects of „Ecstasy“ Use on Serotonin Transporters of the Brain Investigated by PET, in J. Nucl. Med. 2003, Nr. 44, S. 375–384

27 J. Gölz (1999): Folgeerkrankungen des intravenösen Drogenkonsums. Behandlung der somatischen Begleiterkrankungen, in J. Gölz: Moderne Suchtmedizin, Stuttgart und New York, Abschnitt: C 4.2.2

K. Kreth, K. Kovar, M. Schwab, U.M. Zanger (2000): Identification of the human cytochromes P 450 involved in the oxidative metabolism of ‘Ecstasy‘-related designer drugs, in Biochem Pharmacol 2000 Jun 15;59(12) 1563-71

G.N. Kumar, A.D. Rodrigues, A.M. Buko, J.F. Denissen (1996): Cytochrom P 450-mediated metabolism of the HIV-1 protease inhibitor ritonavir (ABT-538) in human liver microsomes, in: J Pharmacol Exp Ther 1996 Jun; 281(3): 1506

Vergleiche: Antwort des Bundesinstituts für Arzneimittel und Medizinprodukte zur Frage 5 der kleinen parlamentarischen Anfrage zu Ecstasy, eingebracht am 3. Dezember 1999 von Hubert Hüppe, MdB, Beauftragter für Drogenpolitik der CDU/CSU-Bundestagsfraktion und Wolfgang Lohmann, MdB, gesundheitspolitischer Sprecher der CDU/CSU-Bundestagsfraktion und der Fraktion der CDU/CSU:

„Wie beurteilt die Bundesregierung die Gefahr von Wechselwirkungen von Ecstasy (MDMA) mit anderen Wirkstoffen wie etwa Medikamenten, die gravierende Gesundheitsschädigungen oder Lebensgefahr verursachen können (J.A. Henry, I.R. Hill, Fatal Interaction between ritonavir and MDMA, Lancet Vol. 352, Number 9142)?“

Antwort (des BfArM): „MDMA und andere Amphetaminderivate werden über ein Leberenzymsystem (Cytochrom P450, Isoenzyme CYP2D6 und CYP3A4) verstoffwechselt. Dieses Enzymsystem ist ebenfalls für die Verstoffwechslung zahlreicher Arzneistoffe verantwortlich. Das Auftreten von Wechselwirkungen zwischen Stoffen, die über das selbe Enzymsystem abgebaut werden, ist in der Medizin ein bekanntes Phänomen.

In dem o.g. Fallbericht von Henry et al. wurde Ritonavir – ein Proteasehemmer zur Behandlung der HIV-Infektion – mit MDMA kombiniert. Es kam zu einer fatalen Erhöhung der MDMA-Plasmaspiegel. Ritonavir ist ein Arzneistoff, der zu einer Hemmung des Isoenzyms CYP2D6 führen kann. Da das Isoenzym CYP2D6 verantwortlich ist für den Hauptstoffwechselschritt des MDMA-Abbaus (Demethylenierung) erscheint die ursächliche Beteiligung des Ritonavirs an der Erhöhung der MDMA-Plasmaspiegel plausibel.

Eine weitere Veröffentlichung berichtet von einer verlängerten Wirkung von MDMA bei einem Ritonavirbehandelten Patient, für den allerdings keine MDMA-Plasmaspiegel bekannt sind (Harrington R.D. et al.). Bei der Bewertung des in der Frage angesprochenen Falls müssen drei weitere mögliche Ursachen für die hohen MDMA-Plasmaspiegel in Betracht gezogen werden:

1. Eine vorbestehende alkoholbedingte Leberfunktionsstörung.

2. Ein möglicherweise vorliegender erblicher ‚poor metabolism': Für das am MDMA-Abbau wesentlich verantwortliche Isoenzym CYP2D6 ist ein genetischer Polymorphismus bekannt. Etwa 7 Prozent der kaukasischen Bevölkerung sind sogenannte ‚poor metabolizer', bei denen es theoretisch durch eingeschränkte Verstoffwechslung zu einem Anstau von Ecstasy und damit zu akut toxischen Nebenwirkungen kommen könnte. Die fatale Reaktion wäre also auch erklärlich durch eine erblich bedingte Verstoffwechslungsschwäche. Da nicht bekannt ist, ob der Patient ein sog. ‚poor metabolizer' war, ist die Ursache der tödlich verlaufenen Reaktion im nachhinein nicht mehr vollständig zu klären.

3. Für MDMA wird eine nichtlineare Pharmakokinetik angenommen (siehe Torre R.). Das bedeutet, dass kleine zusätzliche Wirkstoffgaben (in diesem Fall eine halbe zusätzliche MDMA-Tabtette, nachdem zwei ganze Tabletten vorher ohne die gewünschte Wirkung blieben) zu verhältnismäßig großen Veränderungen des Plasmaspiegels führen.Möglicherweise hat in dem nachgefragten Fall gerade ein Zusammentreffen mehrerer prädisponierender Faktoren zu dem fatalen Verlauf geführt. Generell sind die Interaktionen zwischen Arzneistoffen zur Behandlung der HIVInfektion und den verschiedenen illegalen Drogen sehr komplex und auf der schmalen Basis des derzeitigen Wissens um die Pharmakokinetik und deren beeinflussende Faktoren nicht vorherzusagen. Die gleichzeitige Einnahme kann unter Umständen gefährlich sein.

Harrington R.D., Woodward J.A., Hooton T.M., Horn J.R. (1999): Life Threatening Interactions Between HIV-1 Protease Inhibitors and the Illicit Drugs MDMA and garnma-Hydroxybutyrate, Arch. Intern. Med., Vol. 159 2221-2223"

28 Rafael de la Torre, Samanta Yubero-Lahoz, Ricardo Pardo-Lozano, Magí Farré: MDMA, methamphetamine, and CYP2D6 pharmacogenetics: what is clinically relevant?, in: Pharmacogenetics and Pharmacogenomics, Front. Gene. 3:235. doi: 10.3389/fgene.2012.00235
www.frontiersin.org/Pharmacogenetics_and_Pharmacogenomics/10.3389/fgene.2012.00235/full

Drug Information Portal Druglib.com: Active ingredient: Ritonavir - Brands, Medical Use, Clinical Data
www.druglib.com/activeingredient/ritonavir

29 Einige dieser Hinweise sind der Broschüre *DRUGS – die Partydrogeninfo!* entnommen. Eve & Rave Schweiz, Eve & Rave e.V. Berlin, FASD BRR URD Fribourg: DRUGS – die Partydrogeninfo! Alles was Du schon immer über Partydrogen wissen wolltest und noch nie ehrlich beantwortet wurde ..., Fribourg und Solothurn 2001, S. 14
www.eve-rave.net/download.sp?file=bericht108.pdf

30 Die amtliche Schreibweise von *Amphetamin* wurde im Jahr 1998 in *Amfetamin* geändert. Gemäß Artikel 1 Absatz 1 Buchstabe b der 10. Ver-

ordnung zur Änderung der betäubungsmittelrechtlichen Vorschriften (10. BtMÄndV) vom 20. Januar 1998 wurde die Schreibweise der folgenden Substanzen geändert:

„Die bisherigen Positionen Benzphetamin, Diethoxybromamphetamin, Dimethoxyamphetamin (DMA), Dimethoxybromamphetamin (DOB), Dimethoxyethylamphetamin (DOET), Dimethoxymethylamphetamin (DOM), Hydroxymethylendioxyamphetamin, Methoxyamphetamin (PMA), Methoxymethylendioxyamphetamin (MMDA), Methylendioxyamphetamin (MDA), Methylendioxyethylamphetamin (MDE), Methylendioxymethamphetamin (MDMA), und Trimethoxyamphetamin (TMA) werden im neuen Teil B wie folgt gefaßt und in alphabetischer Reihenfolge eingefügt:

„Benzfetamin: *N*-Benzyl-*N*,α-dimethylphenethylamin
Brolamfetamin (DOB): 4-Brom-2,5-dimethoxy-α-methylphenethylamin
Diethoxybromamfetamin: 4-Brom-2,5-diethoxy-α-methylphenethylamin
Dimethoxyamfetamin (DMA): 2,5-Dimethoxy-α-methylphenethylamin
Dimethoxyethylamfetamin (DOET): 4-Ethyl-2,5-dimethoxy-α-methylphenethylamin
Dimethoxymethylamfetamin (DOM): 2,5-Dimethoxy-4,α-dimethylphenethylamin
Hydroxymethylendioxyamfetamin:
N-[α-Methyl-3,4-(methylendioxy)phenethyl]hydroxylamin
Methoxyamfetamin (PMA): 4-Methoxy-α-methylphenethylamin
Methoxymethylendioxyamfetamin(MMDA):
3-Methoxy-α-methyl-4,5methylen-dioxyphenethylamin
Methylendioxyethylamfetamin (MDE):
N-Ethyl-α-methyl-3,4-methylen-dioxyphenethylamin
Methylendioxymetamfetamin (MDMA):
N,α-Dimethyl-3,4-methlendioxy-phenethylamin
Tenamfetamin (MDA): α-Methyl-3,4-methylendioxyphenethylamin
Trimethoxyamfetamin (TMA): 3,4,5-Trimethoxy-α-methylphenethylamin"

Die Änderung der Schreibweise wurde in der wissenschaftlichen Literatur nicht übernommen. Sie gilt nur für Gesetzestexte ab 1998 in der Bundesrepublik Deutschland und in der Europäischen Union. In der Schweiz wird nach wie vor die alte Schreibweise auch in den Gesetzestexten gebraucht. Bei der Recherche im Internet ist somit jeweils sowohl nach *Amphetamin* als auch nach *Amfetamin* zu suchen, um vollständige Resultate erzielen zu können. Entsprechendes gilt auch für die anderen oben angegebenen Substanzen.
www.eve-rave.net/abfahrer/download.sp?id=2720

31 DBDD: Bericht 2018 des nationalen REITOX-Knotenpunkts an die EBDD (Datenjahr 2017 / 2018)
www.dbdd.de/publikationen/jahresbericht-situation-illegaler-drogen-in-deutschland.html

32 Saferparty: Amphetamin Auswertung 2017
www.saferparty.ch/tl_files/images/download/file/aktuelles%202018/Amphetamin_Auswertung_2017.pdf

33 Trimbos Institut: Annual Report 2017 – Drugs Information and Monitoring System (DIMS)
www.assets-sites.trimbos.nl/docs/b182f333-9363-4fef-9273-ffa050e1a1fe.pdf

34 Betäubungsmittelgesetz (BtMG)
http://www.buzer.de/gesetz/631/index.htm

35 Einundzwanzigste Betäubungsmittelrechts-Änderungsverordnung (21. BtMÄndV) vom 18. Februar 2008
HTML-Version:www.eve-rave.net/abfahrer/recht.sp?text=11&cat=1&page=0
PDF-Version: www.eve-rave.net/abfahrer/download.sp?id=3035

36 C. Püllen: Erfahrungen mit Pervitin, in: Münchner medizinische Wochenschrift 86 (1939), S. 1001–1004

37 Erste Betäubungsmittelrechts-Änderungsverordnung (1. BtMÄndV) vom 6. August 1984
HTML-Version: www.eve-rave.net/abfahrer/recht.sp?text=75&cat=1&page=0
PDF-Version: www.eve-rave.net/abfahrer/download.sp?id=2540

38 Zehnte Betäubungsmittelrechts-Änderungsverordnung (10. BtMÄndV) vom 20. Januar 1998
HTML-Version: www.eve-rave.net/abfahrer/recht.sp?text=29&cat=1&page=0
PDF-Version: www.eve-rave.net/abfahrer/download.sp?id=2720

39 M. Daunderer (1990 ff): Drogenhandbuch für Klinik und Praxis (mehrbändige, laufend ergänzte Loseblattsammlung als Nachschlagewerk), ecomed, Landsberg, Amphetamine III-3.3, S. 5 f.
Vergl.: PharmaWiki: Methylphenidat:
www.pharmawiki.ch/wiki/index.php?wiki=methylphenidat

40 Deutsche AIDS-Hilfe: Kombinationstherapie, 4., überarbeitete Auflage, Berlin 2004. Bearbeiteter Auszug zu Wechselwirkungen:
www.aidshilfe.de/sites/default/files/documents/Kombinationstherapie%20Brosch%C3%BCre%202004.pdf

41 Atropin (abgeleitet von *Atropos,* griechische Schicksalsgöttin) ist das Racemat (1:1-Mischung) aus den Isomeren (R)- und (S)-Hyoscyamin, das sich bei der Isolierung durch Racemisierung aus (S)-Hyoscyamin bildet. Das Tropan-Alkaloid (S)-Hyoscyamin kommt in zahlreichen Nachtschattengewächsen wie Alraune (*Mandragora*), Bilsenkraut (*Hyoscyamus*), Engelstrompete (*Brugmansia*) und Stechapfel (*Datura stramonium*) vor. Seinen Namen verdankt das Alkaloid der Schwarzen Tollkirsche (*Atropa belladonna*).

42 Albert Niemann: Über eine neue organische Base in den Cocablättern, Arch Pharm 1860; 153:129-55, S. 291–308

43 Steve M. Yentis, Kamen V. Vlassakov (1999): Vassily von Anrep, forgotten pioneer of regional anesthesia, Anesthesiology 90: 890–895. Volltext (englisch):
anesthesiology.pubs.asahq.org/article.aspx?articleid=1946630

44 Giorgio Samorini: Paolo Mantegazza (1831–1910), pioniere italiano degli studi sulle droghe, pubblicato originalmente su Eleusis, n. 2, pp. 14–20, 1995. Volltext (italienisch):
www.samorini.it/doc1/sam/sam-1995-manteg.pdf

45 Richard Willstätter: Ueber die Constitution der Spaltungsproducte von Atropin und Cocaïn, in: Ber Dtsch Chem Ges 1898; 31: 1534–53

46 R. Willstätter, D. Wolfes, H. Mäder: Synthese des natürlichen Cocaïns, in: Justus Liebigs Ann Chem 1923; 434: 111–39

47 Andreas Kelich: Enzyklopaedie der Drogen, eine HTML-Datenbank, Innsbruck, Ampass, Axams, Telfes, 1980–2011, Artikel: Freebasing *www.catbull.com/alamut/Lexikon/Verfahren/freebasing.htm*

Artikel „Crack (Droge)“, in: Wikipedia, die freie Enzyklopädie, Bearbeitungsstand: 19. Oktober 2011, 18:12 UTC (Abgerufen: 21. Oktober 2011, 16:57 UTC) *de.wikipedia.org/w/index.php?title=Crack_(Droge)&oldid=94980999*

48 Schneider, F., Dammer, E., Pfeiffer-Gerschel, T., Bartsch, G., & Friedrich, M. (2018). Bericht 2018 des nationalen REITOX-Knotenpunkts an die EBDD (Datenjahr 2017/2018). Deutschland, Workbook Drogenmärkte und Kriminalität. München: Deutsche Beobachtungsstelle für Drogen und Drogensucht DBDD. *www.dbdd.de/publikationen/jahresbericht-situation-illegaler-drogen-in-deutschland.html*

49 Drogen: Mehr Stoff für weniger Geld *www.blogs.taz.de/drogerie/2017/05/25/mai/*

50 Kokain Auswertung 2017 von Saferparty in Zürich *www.saferparty.ch/tl_files/images/download/file/aktuelles%202018/Kokain_Auswertung_2017.pdf*

Kokain Auswertung 1. Halbjahr 2018 von Saferparty in Zürich *www.saferparty.ch/tl_files/images/download/file/Warnungen_PDF_2018/Kokain_Halbjahres_Auswertung_2018.pdf*

51 Max Pulver: Himmelpfortsgasse, München 1927

52 Robert N. Julien (1997): Drogen und Psychopharmaka, Heidelberg, Berlin, Oxford, S. 141 ff.

53 Oswald Bumke: Kokain. Zur Hemmungslosigkeit des Kokainrausches, München 1929

54 Redaktion Webteam *www.eve-rave.net* Berlin: Pressemitteilung vom 15. September 2006 zum Kokainkonsum: Kokain tanzt aus der Reihe *www.eve-rave.net/abfahrer/presse/presse06-09-15.html*

Vergl. hierzu: Kokain: Selektive Drogenrepression, Redaktion Webteam *www.eve-rave.net* Berlin: Pressemitteilung vom 17. Juli 2007 zur selektiven Drogenrepression *www.eve-rave.net/abfahrer/presse/presse07-07-17.html*

55 Robert N. Julien (1997): Drogen und Psychopharmaka, Heidelberg, Berlin, Oxford, S. 138
Vergl.: Bericht von Professor Bernard Roques für den Staatssekretär für Gesundheit (Paris, 1997): Probleme durch das Gefahrenpotential von Drogen. Übersetzung aus dem Französischen (1998): Bundessprachenamt – Ref.SMII2, Hamburg, S. 44

56 Gemäß Tabelle 16.5, S. 209 in: S.M. Gold: Cocaine & Crack: Clinical Aspekts, in: Lowinson et al.: Substance Abuse: A Comprehensive Textbook, 2. Auflage, Williams & Wilkins, Baltimore 1992

57 Ernst Joel, Fritz Fränkel: Der Cocainismus, Berlin 1924
H. W. Maier: Der Kokainismus, Leipzig 1926

58 Karl Bonhoeffer, Georg Ilber: Über die Verbreitung und Bekämpfung des Morphinismus und Kokainismus, in: Allgemeine Zeitschrift für Psychiatrie, 1926, 83 S. 228-249

59 Deutsche AIDS-Hilfe: Kombinationstherapie, 4., überarbeitete Auflage, Berlin 2004, Bearbeiteter Auszug zu Wechselwirkungen:
www.aidshilfe.de/index.php?id=2494&sessionLanguage=de&sessionCountry=DE

60 S. Herre, F. Pragst, B. Reißelmann, S. Roscher, J. Tencer, E. Klug (1999): Zur toxikologischen Bewertung der Lokalanästhetike Lidocain und Tetracain bei Drogentodesfällen, in: Rechtsmedizin Nr. 9(1999, S. 174)

61 Eve & Rave Berlin: Warnung: Tödliches Kokain-Atropin-Gemisch europaweit im Umlauf:
www.eve-rave.net/abfahrer/presse/presse04-12-19.html

62 Arthur Stoll, Albert Hofmann: Partialsynthese von Alkaloiden vom Typus des Ergobasins (6. Mitteilung über Mutterkornalkaloide), in: Helv. chim. Acta 26, 944 (1943)

63 Albert Hofmann: Die Mutterkornalkaloide, in: Sammlung chemischer und chemisch-technischer Beiträge, Herausgegeben von Prof. Dr. R. Pummerer, Erlangen,,Prof. Dr. L. Birkhofer, Köln, und Prof. Dr. J. Goubeau, Stuttgart, Neue Folge Nr. 60, Ferdinand Enke Verlag, Stuttgart 1964, S. 183 f.

Reprint der Originalausgabe: Nachtschatten Verlag, Solothurn 2018
www.nachtschatten.c h/products/product_1684.html

64 Albert Hofmann: Die Geschichte des LSD-25, In: Triangel, Sandoz-Zeitschrift für medizinische Wissenschaften 2, 117 (1955)

65 Werner A. Stoll: Lysergsäure-diäthyl-amid, ein Phantastikum aus der Mutterkorngruppe, in: Schweiz. Arch. Neurol. Psychiat. 60, 279 (1947)

Werner A. Stoll: Ein neues, in sehr kleinen Mengen wirksames Phantastikum, in: Schweiz. Arch. Neurol. Psychiat. 64, 483 (1949)

66 A. Hofmann, R. Heim (1958): Isolement de la Psilocybine à partir du Stropharia cubensis Earle et d'autres espèces de champignons hallucinogènes mexicains appartenant au genre Psilocybe, in: Compt. rend. Acad. sc., 1958; 247:557-561
www.erowid.org/references/refs_view.php?A=ShowDoc1&ID=2581

A. Hofmann, A. Frey, H. Ott, T.H. Petrzilka, F. Troxler (1958): Konstitutionsaufklärung und Synthese von Psilocybin, in: Experientia, 1958; 14(11):397
www.erowid.org/references/refs_view.php?A=ShowDoc1&ID=2582

A. Hofmann, R. Heim, A. Brack, H. Kobel (1958): Psilocybin, ein psychotroper Wirkstoff aus dem mexikanischen Rauschpilz, in: Rev. Mycologie, 1958; 22:17-21
www.erowid.org/references/refs_view.php?A=ShowDoc1&ID=5614

67 Herrmann von Leistenfels: Botanik und Chemie, in: Ronald Rippchen: Zauberpilze. Narrenschwämme und die Stoffe, aus denen sie gemacht sind, Der Grüne Zweig 155, Löhrbach 1992, S. 36
http://epubdl.club/buch/3925817557.html

68 Herrmann von Leistenfels: Botanik und Chemie, in: Ronald Rippchen: Zauberpilze. Narrenschwämme und die Stoffe, aus denen sie gemacht sind, Der Grüne Zweig 155, Löhrbach 1992, S. 36 f.
http://epubdl.club/buch/3925817557.html

69 Bosch, J.A.; Pennings, E.J.M.; Wolff, F.A. de: Psycho-aktive Paddestoel- & Plantproducten – toxicologie en klinischen effekten, Leiden 1997, S. 23 f.

70 A. Dittrich, D. Lamparter (1994):Differenzielle Psychologie außergewöhnlicher Bewusstseinszustände , in: A. Dittrich, A. Hofmann, H. Leuner: Welten des Bewusstseins, Band 3, Experimentelle Psychologie, Neurobiologie und Chemie, Berlin, S. 59–86

H. Cousto (1998): Drogeninduzierte und andere außergewöhnliche Bewusstseinszustände, Solothurn, S. 10 ff.
www.eve-rave.net/abfahrer/download.sp?id=1860

71 Richard Yensen, Donna Dryer, (1993): Thirty Years of Psychedelic Research: The Spring Grove Experiment and its Sequels, in: Jahrbuch des europäischen Collegiums für Bewusstseinsstudien 1993/1994, Berlin 1994, S. 73-102 Richard Yensen (1985): LSD and psychotherapy, in: Journal of Psychoactive Drugs 1985 Oct-Dec;17(4), S. 267-77

72 D.M. Turner (1994): The Essential Psychedelic Guide, San Francisco, S. 27 ff. Die deutschsprachige Ausgabe ist 1997 im Nachtschatten Verlag in Solothurn unter dem Titel „Der psychedelische Reiseführer“ erschienen.
www.nachtschatten.ch/products/product_0004.html

73 Vergl.: Grün-alternatives Jugendbündnis: Erleben von LSD (Die LSD-Broschüre), Frankfurt a. Main 1998, S. 3
www.zauberpilz.com/lsd/gruene/lsd.htm

74 M.M. Cohen, K. Hirschhorn, W.A. Frosch (1967, 16 November): In vivo and in vitro chromosomal damage induced by LSD-25, in: NEJM. 277, S. 1043–1049.

75 J.H. Tijo, W.N. Pahnke, and A.A. Kurland (1969): LSD and Chromosomes: A Controlled Experiment, in: Journal of the American Medical Association (JAMA) 210:849

76 Die Begrifftrilogie „Drug, Set und Setting“ wurde von Timothy Leary und seinen Mitforschern Ralph Metzner und Richard Alpert (aka Ram Dass) an der Harvard-Universität in den 60er Jahren des letzten Jahrhunderts zur Beschreibung der grundlegenden Elemente von psychedelischen Sitzungen eingeführt. Vergl.: Timothy Leary: Politik der Ekstase, Volksverlag, Linden 1982

77 Cheryl Pellerin: Trips. Wie Halluzinogene wirken, AT Verlag, Aarau 2001, S. 21 ff.

78 DOC Dosage by Erowid
www.erowid.org/chemicals/doc/doc_dose.shtml

79 Daniel Trachsel, Nicolas Richard: Psychedelische Chemie, Solothurn 2000, S. 112 und 114.

80 Saferparty: LSD-Auswertung 2017
www.saferparty.ch/tl_files/images/download/file/aktuelles%202018/LSD_Auswertung_2017.pdf

81 F. Buchard, H. Laborit, A. Kind, B. Weber: Emploi du 4-hydroxybutyrate de Na en anesthésie et en réanimation, in: Agressologie, 1960, I, 5, S. 549–560

82 Henri Laborit, Fabrice Rouleau: L'Alchimie de la Découverte, ed. Grasset, Paris 1982
www.abebooks.fr/rechercher-livre/titre/decouverte-alchimie/

83 Henri Laborit: Sodium 4-hydroxybutyrate, in: Int J Neuropharmacol. 1964, S. 433–452

84 S. Bessman, W. Fishbein: Gamma-hydroxybutyrate – A new metabolite in the brain, in: Fed Proc. 1963, No. 22, S. 334

85 Snead OC 3rd.: Evidence for a G protein-coupled gamma-hydroxybutyric acid receptor, J Neurochem. 2000 Nov;75(5):1986-96
www.ncbi.nlm.nih.gov/pubmed/11032888

Mason, P.E. & Kerns, W.P: Gamma hydroxybutyric acid (GHB) intoxication. Academic emergency medicine official journal of the Society for Academic Emergency Medicine 9, 730–739 (2002)
www.emed.chris-barton.com/PDF/GHB%20Intoxication.pdf

86 Drugs-Forum: GHB & GBL Infos
www.drugs-forum.com/forum/showthread.php?t=57248

87 Deutsche Apotheker Zeitung 2/2006: Narkolepsie: Natriumoxybat reduziert kataplektische Anfälle
www.deutsche-apotheker-zeitung.de/daz-az/2006/daz-2-2006/uid-15241

88 Swissmedic/Schweizerisches Heilmittelinstitut: Xyrem, Lösung zum Einnehmen (Natriumoxybat), am 9. Juni 2006 wurde Xyrem-Lösung (Natriumoxybat, chem.-Hydroxybutyrat) zugelassen.
www.swissmedic.ch/zulassungen/00171/00181/00778/index.html?lang=de

89 European Commission: Community register of medicinal products for human use: Sodium oxybate (Xyrem)
ec.europa.eu/health/documents/community-register/2005/2005101310028/anx_10028_de.pdf

90 Ernst Pallenbach: Der Horrortrip aus der Plastikflasche. Wirkungen und Gefahren der neuen Partydroge „Liquid Ecstasy“, in: Deutsche Apotheker Zeitung vom 28.10.1999, 139 Jahrgang, Nr. 43, S. 58–63

91 J. Takahara, S. Yunoki, W. Yakushiji, J. Yamauchi, J. Yamane, T. Ofuji: Stimulatory effects of gamma-hydroxybutyric acid on growth hormone and prolactin release in humans, in: J Clin Endocrinal Metab 1977, 44, S. 1014

92 P. Palatini, L. Tedeschi, G. Frison, R. Padrini, R. Orlando, L. Gallimberti: Dose-dependent absorption and elemination og gamma-hydroxybutyric acid in healthy volunteeers, in: Eur. Journal Clin Parmacol 1993, 45, S. 353–356

93 Claude Rifat zeichnete in Internetforen mit dem Namen *Cyrano* und gilt als einer der renommiertesten Forscher im Bereich der psychotropen Substanzen. Die beschriebenen Wirkungen zu GHB sind dem 1985 erschienen Artikel *„Gamma-Hydroxybutyrate: The First Authentic Antidepressant"* entnommen. Im Internet unter der folgenden URL verfügbar:
www.shaman-australis.com/~claude/gamma_oh1.html
respektive:
www.shaman-australis.com/~claude/index.html

94 Amtsblatt der Europäischen Gemeinschaften vom 17. Mai 2002 (L 132/45)
https://eur-lex.europa.eu/legal-content/DE/TXT/?qid=1546792579231&uri=CELEX:32002D0365

95 Seite „1,4-Butandiol", in: Wikipedia, Die freie Enzyklopädie. Bearbeitungs stand: 4. Januar 2019
de.wikipedia.org/wiki/1,4-Butandiol

96 Richard D. Irwin, National *Toxicology* Programm (NTP): NTP Summery Report on the Metabolism, Disposition and Toxicity of 1,4-Butenediol, Toxity Report Series Nr. 54, NIH Publication 96-3932, Mai 1996
www.erowid.org/chemicals/14b/14b_info2.pdf

97 Richard D. Irwin, National Toxicology Programm (NTP): NTP *Summery* Report on the Metabolism, Disposition and Toxicity of 1,4-Butenediol, Toxity Report Series Nr. 54, NIH Publication 96-3932, Mai 1996
www.erowid.org/chemicals/14b/14b_info2.pdf

98 Fachinformation des Arzneimittel-Kompendium der Schweiz: Xyrem (Stand 15.08.2008)
www.compendium.ch/mpro/mnr/15476/html/de

99 European Monitoring Center for Drugs and Drug Addiction (2000): Report of the Risk Assessment of GHB in the Framework on New Synthetic Drugs, Lissabon, S. 2 f.
www.emcdda.europa.eu/system/files/publications/175/Risk4_62945.pdf

100 European Monitoring Center for Drugs and Drug Addiction (2008): Pressemitteilung vom 17.03.2008: GHB und dessen Grundstoffe – neue Studie heute publiziert. EU-Drogenbeobachtungsstelle berichtet über einen neuen Trend im Gebrauch von GBL.
www.emcdda.europa.eu/attachements.cfm/att_50185_DE_GHBand-GBL_FinalDE.pdf

101 Die Fallstudie „GHB und dessen Grundstoff GBL, Fallstudie über einen neuen Trend“ wurde im Rahmen des Projekts E-POD der EBDD durchgeführt. Das Projekt dient der Feststellung, Verfolgung und dem Verständnis von neuen Trends beim Drogenkonsum in Europa. *www.emcdda.europa.eu/attachements.cfm/att_50185_DE_GHBand GBL_FinalDE.pdf*

102 Schweizerisches Bundesgericht Seite 90 (BGE_125_IV_90) Auszug aus dem Urteil des Kassationshofes vom 21. April 1999 i.S. Staatsanwaltschaft des Kantons Aargau gegen G. (Nichtigkeitsbeschwerde) betreff Art. 19 Ziff. 2 lit. a BetmG; Handel mit Ecstasy; mengenmäßig schwerer Fall. Ecstasy ist keine harmlose Droge. Nach dem derzeitigen Wissensstand ist Ecstasy aber nicht geeignet, die körperliche oder seelische Gesundheit in eine naheliegende und ernstliche Gefahr zu bringen. Die Annahme eines mengenmäßig schweren Falles scheidet deshalb aus.

www.bger.ch/ext/eurospider/live/de/php/clir/http/index.php?highlight_docid=atf%3A%2F%2F125-IV- 90%3Ade&lang=de&zoom=&type=show_document (14. 125_IV_90)

103 W. Dean, J. Morgenthaler, S.W. Fowkes (1998): GHB – The Natural Mood Enhancer. The autoritative guide to ist responsible use, Petaluma, S. 102 f.

104 Deutsche AIDS-Hilfe: Party Drugs HIV, Liquid Ecstasy GBL GHB, Berlin 2010 *www.hiv-drogen.de/index_5665_de.html*

105 Matthias E. Liechti, Hugo Kupferschmidt: Gamma-hydroxybutyrate (GHB) and gamma-butyrolactone (GBL): analysis of overdose cases reported in the Swiss Toxicological Information Centre, in: Swiss Med Weekly 2004, 134, S. 534–537
www.smw.ch/resource/jf/journal/file/view/article/smw/en/smw.2004.10697/381d978464e8be1cf5c8df700b6cc4a981198b09/smw.2004.10697.pdf/

106 Ernst Pallenbach: Der Horrortrip aus der Plastikflasche. Wirkungen und Gefahren der neuen Partydroge „Liquid Ecstasy“, in: Deutsche Apotheker Zeitung vom 28.10.1999, 139 Jahrgang, Nr. 43, S. 58–63

107 Marcia Moore, Howard Alltounian: Journeys into the Bright World, Massa chussetts, Para Research 1978
http://enthea.org/docs/Moore-Journeys-Into-The-Bright-World.pdf

108 European Monitoring Centre for Drugs and Drug Addiction (2002): Report on the Risk Assessment of ketamine in the Framework of the Joint Action on New Synthetic Drugs, Lissabon 2002, S. 31 ff.
www.emcdda.europa.eu/system/files/publications/173/Risk3_62941.pdf

109 University of Michigan, Departement of Pharmacology: Edward F. Domino, M.D. - Personal Site
http://sitemaker.umich.edu/domino

110 E.F. Domino, P. Chodoff, G. Corssen: Pharmacologic effects of CI-581, a new dissociative anesthetic, in man, in: Clinical Pharmacology and Therapeutics 1965, 6, S. 279-291

111 Marcia Moore, Howard Alltounian: Journeys into the Bright World, Massachussetts, Para Research 1978
http://enthea.org/docs/Moore-Journeys-Into-The-Bright-World.pdf

112 John C. Lilly: The Scientist, Berkeley CA 1978
Homepage von John C. Lilly: *www.johnclilly.com*

Deutsche Übersetzung durch Werner Pieper: John C. Lilly: Der Scientist – Eine metaphysische Autobiographie, Der Grüne Zweig 91 (Sphinx Ausgabe)
www.gruenekraft.com/scientist-p-1610.html

113 G. Hempelmann, D.F.M. Kuhn: Klinischer Stellenwert des (*S*)-Ketamin (The clinical significance of (*S*)-Ketamine), in: Der Anaesthesist 1997, 46 [Suppl. 1], S. 3–7

114 K.L. Jansen: A Review of the Nonmedical Use of Ketamine: Use, Users and Consequences, in: Journal of Psychoactive Drugs 2000, 32 (4), S. 419–433

H. A. Adams und C. Werner (1997): Vom Razemat zum Eutomer: (*S*)-Ketamin Renaissance einer Substanz? – Renaissance einer Substanz?, in: Der Anaesthesist Volume 46, Number 12, 1026-1042, DOI: 10.1007/s001010050503
www.springerlink.com/content/dv99ywbfkfne0m61

115 Hans Cousto: Vom Urkult zur Kultur – Drogen und Techno, Solothurn 1995, S. 24
www.eve-rave.net/abfahrer/kultur.sp?text=5&page=2#kap7

116 Wolfram Keup (Hrsg.): Biologie der Sucht, Springer Verlag, Berlin, Heidelberg, New York, Tokyo, 1985

117 F.E. Greifenstein: A study of a l-dryl cycle hexyl amine for anesthesia, in: Anesth Analg 1958, 37(5), S. 283–294

118 A. Poklis, M. Graham, D. Maginn, C.A. Branch, G.E. Gantner: Phencyclidine and violent deaths in St. Louis, Missouri: a survey of medical examiners' cases from 1977 through 1986, in: Am J Drug Alcohol Abuse 1990, 16(3- 4) S. 265–274

119 R.S. Burns, S.E. Lernet: Causes of phencyclidine-related deaths, in: Clin Toxicol 1978, 12, S. 463 108

120 Achim Zubke: Gespräch mit dem K-Mann, in: Tiefe, Hamburg 2000, S. 10 ff.
www.joergo.gmxhome.de/tiefe1.pdf

121 European Monitoring Centre for Drugs and Drug Addiction (2002): Report on the Risk Assessment of ketamine in the Framework of the Joint Action on New Synthetic Drugs, Lissabon 2002, S. 73
www.emcdda.eu.int/index.cfm?fuseaction=public.AttachmentDownload&nNodeID=2825&slanguageISO=EN

122 D.M. Turner: The Essential Psychedelic Guide, San Francisco 1994. Die deutschsprachige Ausgabe ist 1997 im Nachtschatten Verlag in Solothurn unter dem Titel „Der psychedelische Reiseführer" erschienen.
www.nachtschatten.ch/products/product_0004.html

123 Marcia Moore, Howard Alltounian: Journeys into the Bright World, Massachussetts, Para Research 1978
www.enthea.org/docs/Moore-Journeys-Into-The-Bright-World.pdf

124 Quelle: Future Hi, Celebrating the Rebirth of Psychedelic Futurism
www.enthea.org/2004/02/rebirth-of-psychedelic-futurism
www.enthea.org/library/journeys-into-the-bright-world

125 European Monitoring Centre for Drugs and Drug Addiction (EMCDDA): Report on the Risk Assessment of Ketamine in the Framework of the Joint Action on New Synthetic Drugs, Lissabon 2000, S. 3

126 D.C. Plumb: Veterinary Drug Handbook, PharmaVet Publishing, White Bear Lake (USA) 1999, S. 853 ff.

127 Pfizer AG, Zürich: Ketalar®, Fachinformation des Arzneimittel-Kompendium der Schweiz®, Documed AG Basel, 21. Juni 2005
www.kompendium.ch

128 Achim Zubke: Gespräch mit dem K-Mann, in: Tiefe, Hamburg 2000, S. 11
www.joergo.gmxhome.de/tiefe1.pdf

129 EMCDDA: Synthetische Cathinone (update vom 8. November 2010)
www.emcdda.europa.eu/publications/drug-profiles/synthetic-cathinones/de

130 Seite *„Methylon"*. In: Wikipedia, Die freie Enzyklopädie. Bearbeitungsstand: 21. April 2011, 18:40 UTC.

http://de.wikipedia.org/w/index.php?title=Methylon&oldid=87974102

131 Saem de Burnaga Sanchez, J. (1929): Sur un homologue de l'éphédrine, Bulletin de la Société Chimique de France 45: 284–286

132 Mephedrone. (2011, May 26). In *Wikipedia, The Free Encyclopedia*
en.wikipedia.org/w/index.php?title=Mephedrone&oldid=862412219

133 Fleming, N. (18 March 2010): Briefing: Should miaow-miaow be banned?, New Scientist, retrieved 2010-09-16.
www.newscientist.com/article/dn18672-briefing-should-miaowmiaow-be-banned.html

134 David Nutt: Lessons from the mephedrone ban – Mephedrone was banned on the basis of limited evidence and media hysteria. We need a new approach to drug classification, in: guardian.co.uk, Friday 28 May 2010
www.guardian.co.uk/commentisfree/2010/may/28/mephedrone-ban-drug-classification

135 o.A.: Gefährliche Substanzen – Drogenbeauftragte warnt vor neuer Ecstasy-Variante, in: Der Spiegel-Online vom 11.11.2010
www.spiegel.de/panorama/justiz/0,1518,728577,00.html

136 o.A.: Partydroge – Mephedron wird EU-weit verboten, in: Der Spiegel-Online vom 2.12.2010
www.spiegel.de/wissenschaft/mensch/0,1518,732719,00.html

137 Andreas Kelich: Enzyklopädie der Drogen, Eintrag Mephedron *www.catbull.com/alamut/Lexikon/Mittel/Mephedrone.htm*

138 Winstock, A. R., Mitcheson, L. R., Deluca, P., Davey, Z., Corazza, O. and Schifano, F. (2011), Mephedrone, new kid for the chop? Addiction, 106: 154–161. *www.onlinelibrary.wiley.com/doi/10.1111/j.1360-0443.2010.03130.x/full*

139 Kommission der Europäischen Gemeinschaften (2001): Vorschlag für einen Beschluss des Rates über Kontrollmaßnahmen und strafrechtliche Sanktionen im Zusammenhang mit der neuen synthetischen Droge PMMA, Brüssel [5.12.2001 KOM (2001) 734], S. 2

140 R.W. Byard, J. Gilbert, R. James, R.J. Lokan: Amphetamine derivative fatalities in South Australia – is ‚Ecstasy' the culprit?, in: Am J Forensic Med Pathol, 1998; 19(3):261-5 *www.erowid.org/references/refs_view.php?A=ShowDoc1&ID=18*

141 129 OM waarschuwt Pinkpopgangers voor xtc – Het Openbaar Ministerie (OM) in Maastricht waarschuwt Pinkpopgangers voor xtc-tabletten die de gevaarlijke stof PMMA bevatten, in: NU, 9 Juni 2011 *www.nu.nl/binnenland/2535695/waarschuwt-pinkpopgangers-xtc.html*

142 Kommission der Europäischen Gemeinschaften (2001): Vorschlag für einen Beschluss des Rates über Kontrollmaßnahmen und strafrechtliche Sanktionen im Zusammenhang mit der neuen synthetischen Droge PMMA, Brüssel [5.12.2001 KOM (2001) 734], S. 3

143 Die hier dargelegte Ansicht der Dinge wurde maßgeblich von den Ausführungen von Henning Schmidt-Semisch in dem Buch *Die prekäre Grenze der Legalität – DrogenKulturGenuss* (München 1994) beflügelt. *www.agspak-buecher.de/index.html*

Siehe auch: Hans Cousto: Drogenkompetenz und Drogenmündigkeit, in: HANF, das magazin, Nr. 5 und Nr. 6, 2002 *www.drogenkult.net/?file=text002*

144 Roques, Bernard: Probleme durch das Gefahrenpotential von Drogen, Bericht der Kommission unter Leitung von Professor Bernard Roques für den Französischen Staatssekretär für Gesundheit, Mai 1998 (Übersetzung aus dem Französischen: Bundessprachenamt – Referat SM II 2), Alkohol (VII) S. 37–43, Kokain (VIII) S. 44–49, Ecstasy (IX) S. 50–53, Cannabis (XI) S. 2–23, Übersichtstabelle Gefahrenpotential von „Drogen" S. 116, Paris 1998. Vergl. Hierzu auch: Schuh, Hans: Alkohol – Opium fürs Volk. Wie französische Wissenschaftler die Gefährlichkeit der gängigsten Suchtmittel bewerten, in: Die Zeit Nr. 28 vom 2. Juli 1998, S. 31 *www.zeit.de/1998/28/199828.drogen_.xml*

145 Leonhardt, Rudolf Walter: Haschisch Report – Dokumente und Fakten zur Beurteilung eines sogenannten Rauschgiftes, München 1970, ISBN 3-492-01818-1

146 Nutt, David and others. Development of a rational scale to assess the harm of drugs of potential misuse. Lancet 2007; 369: 1047; THE LANCET (23.03.07): Ein vernünftiger Maßstab zur Bewertung der Gefahren von Drogen
www.wissenschaft-online.de/artikel/869099

147 David J Nutt, Leslie A King, Lawrence D Phillips, on behalf of the Independent Scientific Committee on Drugs: Drug harms in the UK: a multi-criteria decision analysis, The Lancet 2010; 376:1558–65, published online november 2010
www.thelancet.com/journals/lancet/article/PIIS0140-6736(10)61462-6/abstract

148 Ebd. S. 5

149 Ludwig Kraus & Gerhard Bühringer (zuletzt aktualisiert 10.12.2010): Trends des Alkoholkonsums
www.ift.de/index.php?id=220&L=0

150 Prof David Zaridze MD, Paul Brennan PhD, Jillian Boreham PhD, Alex Boroda MSc, Prof Rostislav Karpov MD, Prof Alexander Lazarev MD, Irina Konobeevskaya MD, Vladimir Igitov MD, Tatiana Terechova PhD, Paolo Boffetta MD, Prof Richard Peto FRS: Alcohol and cause-specific mortality in Russia: a retrospective case–control study of 48 557 adult deaths, in: The Lancet (27 June 2009), Vol. 373, Issue 9682, Pages 2201–2214
www.thelancet.com/journals/lancet/article/PIIS0140-6736(09)61034-5/abstract

151 Bundeskriminalamt: Bundeslagebild Rauschgift 2010 – Tabellenanhang, Tabelle 5.2: Rauschgifttote nach Geschlecht und Altersstruktur – FDR
www.bka.de

152 Ludwig Kraus, Gerhard Bühringer (zuletzt aktualisiert 26.11.2010): Monitoring: Gebrauch psychoaktiver Substanzen und substanzbezogene Störungen in Deutschland
www.ift.de/index.php?id=90&L=2\\\\\\\‘

153 Sheila M. Bird, J. Roy Robertson, John Strang (Nationally Integrated Quantitative Understanding of Addiction Harm (NIQUAD) MRC Addiction Research Cluster): Denominators for specific drugs-related deaths in England and Wales, Manchester 9.11.2010
www.mrc-bsu.cam.ac.uk/Publications/PDFs/Denominators_for_toxicology_of_DRDs.pdf

154 Alexander Bücheli, Ines Quinteros Hungerbühler, Michael Schaub: Evaluation der Partydrogenprävention in der Stadt Zürich, in: SuchtMagazin 5/2010, S. 42 f.
www.infodrog.ch/tl_files/templates/InfoDrog/user_upload/ff_de/Buecheli_SuchtMagazin_Nr5_2010.pdf

155 Sucht Info Schweiz: Im Fokus 2011 – Alkohol: Kulturgut, Konsumgut und psychoaktive Droge, Lausanne 2011, S. 2
www.addiction-info.ch/fileadmin/user_upload/DocUpload/Fokus_Alkohol.pdf

156 Im Zeitraum von 1994 bis 2001 hat Eve & Rave Berlin an gut 300 Veranstaltungen Drogeninformationsstände eingerichtet und betreut, zum Teil in eigens dafür speziell eingerichteten Chill-Out-Bereichen mit vielen Sitzgelegenheiten, so dass richtige Gesprächsrunden unter Drogenkonsumenten im Beisein von Mitarbeitern von Eve & Rave entstanden. Dabei wurden viele standardisierte Interviews geführt und Gesprächsnotizen angefertigt (etwa 3.500 an der Zahl). In den Jahren 2002 bis 2011 hat das Webteam *www.eve-rave.net* dann diese Aufgabe übernommen und an gut 400 Veranstaltungen Drogeninformationsstände eingerichtet und betreut. Ab Frühjahr 2011 trat dann die gleiche Crew als *„Freie Arbeitsgemeinschaft DrogenGenussKultur"* in den Clubs auf. Seit dem Frühjahr 2011 wurden etwa 400 Infostände in den Chill-Bereichen der Clubs eingerichtet und betreut. Auch hier wurden immer wieder Gesprächsnotizen angefertigt. Diese Notizen sind die empirische Grundlage der hier angegebenen Fakten zu den in der Szene gängigsten Mischkonsummustern und den dabei beobachteten Erfahrungswerten.

Weitere detaillierte Beschreibungen von Effekten, die durch den Konsum verschiedener Drogenmischungen ausgelöst wurden, sind in Form von kurzen Erlebnisberichten mit kritischen Anmerkungen in dem Bericht *Techno – Eine neue Kultur mit alten Traditionen* oder *Vom Urkult zur Kultur – Drogen und Techno* von Hans Cousto nachzulesen. *www.eve-rave.net/abfahrer/download.sp?id=2140*

157 F.X. Vollenweider, E. Frei, A. Gamma (2000): Lokalisation MDMA-induzierter hirnelektrischer Aktivität bei gesunden Probanden mittels Low Resolution Brain Electromagnetic Tomography (LORETA), in: Suchtforschung des BAG, Band 1, Bern, S. 8-14 *www.bag.admin.ch/shop/00044/index.html*

158 Buchert, Ralph; Thomasius, Rainer; Nebling, Bruno; Petersen, Kay; Obrocki, Jost; Jenicke, Lars; Wilke, Florian; Wartberg, Lutz; Zapletavola, Pavlina; Clausen, Malte: Long-Term Effects of „Ecstasy" Use on Serotonin Transporters of the Brain Investigated by PET, in J. Nucl. Med. 2003, Nr. 44, S. 375–384

159 Gouzoulis-Mayfrank, E.; Daumann, J.; Saß, H.: Neurotoxische Langzeitschäden bei Ecstasy (MDMA)- Konsumenten – Überblick über den aktuellen Wissenstand, in: Der Nervenarzt 5•2002 Nr. 73 S. 405–421

160 H. Cousto (1997): Drug-Checking – Qualitative und quantitative Kontrolle von Ecstasy und anderen Substanzen, Solothurn, S. 94

161 D.M. Turner (1994): The Essential Psychedelic Guide, San Francisco, S. 42. Die deutschsprachige Ausgabe ist 1997 im Nachtschatten Verlag in Solothurn unter dem Titel *Der psychedelische Reiseführer* erschienen. *www.nachtschatten.ch/products/product_0004.html*

162 Christian J. Teter and Sally K. Guthrie (2001) A Comprehensive Review of MDMA and GHB: Two Common Club Drugs. Pharmacotherapy: Volume 21, Issue , pp. 1486-1513. O'shea, E., Orio, L., Escobedo, I., Sanchez, V., Camarero, J., Green, A. R. and Colado, M. I. (2006), MDMA-induced neurotoxicity: long-term effects on 5-HT biosynthesis and the

influence of ambient temperature. British Journal of Pharmacology, 148: 778–785. doi: 10.1038/sj.bjp.0706783
http://onlinelibrary.wiley.com/doi/10.1038/sj.bjp.0706783/full
Gobaille S, Schleef C, Hechler V, Viry S, Aunis D, Maitre M.: Gamma-hydroxybutyrate increases tryptophan availability and potentiates serotonin turnover in rat brain, Life Sci 2002 Mar 22;70(18):2101-12
http://biopsychiatry.com/ghb.html

163 K. Bonson (2001): The Interactions between Hallucinogens and Antidepressants (Forschungsstudie des National Institute of Mental Health), Bethesda, Maryland
www.erowid.org/chemicals/maois/maois_info4.shtml

164 Bericht von Professor Bernard Roques für den Staatssekretär für Gesundheit (Paris, 1997): Probleme durch das Gefahrenpotential von Drogen. Übersetzung aus dem Französischen (1998): Bundessprachen amt – Ref. SM II 2, Hamburg, S. 49 f.

165 D. Rücker (1996): Wissenschaftler finden immer mehr 5-HT-Rezeptoren, in: PZ, Pharmazeutische Zeitung Nr. 40 vom 3. Oktober 1996, S. 54

166 Die 5-HT-$_{2C}$-Rezeptoren gehören zur 5-HT-$_{2}$-Rezeptorenklasse, wurden jedoch früher 5-HT-$_{1C}$-Rezeptoren genannt. Die in älteren Publikationen mit 5-HT-$_{1C}$ bezeichneten Rezeptoren sind identisch mit den heute als 5-HT-$_{2C}$ bezeichneten Rezeptoren. Durch diese Umbenennung kommt es häufiger, vor allem in der Sekundärliteratur, zu verwirrenden Angaben in Zitaten und manchmal auch zu falschen Schlussfolgerungen.

Die Entdeckung der verschiedenen 5-HT-Rezeptoren, ihre ursprüngliche Benennung und spätere Umbenennung ist detailliert aufgelistet und beschrieben in: R.A. Glennon, M. Dukat, R.B. Westkaemper (2000): Serotonin Receptor Subtypes and Ligands, in: F.B. Bloom, D.J. Kupfer et al. (2001): Psychopharmacology – The Fourth Generation of Progress, Philadelphia, Pennsylvania
www.acnp.org/G4/GN401000039/Default.htm

Tabelle zur Übersetzung der alten 5-HT-Nomenklatur in die neue zeitgenössische 5-HT-Nomenklatur
www.acnp.org/G4/GN401000039/39_1.html

167 A.R. Green, A.J. Cross, G.M. Goodwin (1995): Review of the pharmacology and clinical pharrmacology of 3,4-methylenedioxymethamphetamine (MDMA or „Ecstasy"), in: Psychopharmacology (1995) 119, S. 247-260; Vgl.: G.K. Aghajanian (1993): LSD and phenethylamine hallucinogens: common sites of neuronal action, in: A. Pletscher, D. Ladewig (1994): 50 Years of LSD: Current Status and Perspectives of Hallucinogens – Symposium of the Swiss Academy of Medical Sciences, Lugano-Agno (Switzerland), October 21 and 22, 1993, New York, London, S. 27–41

168 R. de la Torre et al. (2001): Ecstasy component may help researchers measure brain damage from the drug, in: Journal Chemical Research in Toxicology, September 2001

169 Andreas Mayerhofer: Akut- und Langzeiteffekte von 3,4-Methylendioxymethamphetamin (MDMA, „Ecstasy") in Tiermodellen der Sucht und Neurotoxizität, Dissertation der Fakultät für Chemie und Pharmazie der Eberhard- Karls-Universität Tübingen zur Erlangung des Grades eines Doktors der Naturwissenschaften, Tübingen 2002, S. 158 *http://d-nb.info/965404625/34*

170 Spitzer, M., Franke, B., Walter, H., Buechler, J., Wunderlich, A.P., Schwab, M., Kovar, K.A., Hermle, L., Gron, G.: Enantio-selective cognitive and brain activation effects of N-ethyl-3,4-methylenedioxyamphetamine in humans, Neuropharmacology, 41 (2001) 263–271

171 R.N. Julien (1997): Drogen und Psychopharmaka, Heidelberg, Berlin, Oxford, S. 154 ff.

172 Richard B. Rothman et al.: Amphetamine-type central nervous system stimulants release norepinephrine more potently than they release dopamine and serotonin, in: Synapse. 2001;39:32–41 *www.maps.org/publications/2001_rothman_1.pdf*

173 J. Shawn Goodwin et al.: Amphetamine and Methamphetamine Differentially Affect Dopamine Transporters in Vitro and in Vivo, in: J Biol Chem. 2009 January 30; 284(5): 2978–2989 *www.ncbi.nlm.nih.gov/pmc/articles/PMC2631950*

174 E. A. Reese, J. R. Bunzow, S. Arttamangkul, M. S. Sonders,D. K. Grandy: Trace Amine-Associated Receptor 1 Displays Species-Dependent Stereoselectivity for Isomers of Methamphetamine, Amphetamine, and Para-Hydroxyamphetamine, in: J Pharmacol Exp Ther April 2007 321:178-186 *http://jpet.aspetjournals.org/content/321/1/178.full*

175 Beth Borowsky et al.: Trace amines: Identification of a family of mammali an G protein-coupled receptors, in: Proc Natl Acad Sci USA. 2001 July 31; 98(16): 8966–8971 *www.ncbi.nlm.nih.gov/pmc/articles/PMC55357/?tool=pmcentrez*

176 Zhihua Xie, Gregory M. Miller: A Receptor Mechanism for Methamphetamine Action in Dopamine Transporter Regulation in Brain, in: J Pharmacol Exp Ther July 2009 330:316–325 *http://jpet.aspetjournals.org/content/330/1/316.full*

177 Rothman, et al.: Amphetamine-Type Central Nervous System Stimulants Release Norepinepehrine more Potently than they Release Dopamine and Serotonin, (2001): Synapse 39, 32–41 (Table V. on page 37)

178 Roy A. Wise and Eugene A. Kiyatkin: Differentiating the rapid actions of cocaine, in: Nat Rev Neurosci. 2011 June 2; 12(8): 479–484 *www.ncbi.nlm.nih.gov/pmc/articles/PMC3155127/?tool=pubmed*

179 R.N. Julien (1997): Drogen und Psychopharmaka, Heidelberg, Berlin, Oxford, S. 141 ff.

180 Christian Peter Müller: Die Rolle des Serotonin1A-Rezeptors bei den akuten neurochemischen- und Verhaltenseffekten von Kokain, Inaugural-Dissertation zur Erlangung des Doktorgrades der Mathematisch-Naturwisenschaftlichen Fakultät der Heinrich-Heine-Universität Düsseldorf, Düsseldorf 2003, S. 145 ff.
http://docserv.uni-duesseldorf.de/servlets/DerivateServlet/Derivate-2666/666.pdf

181 Ebd. S. 146

182 Ebd. S. 147

183 Ebd. S. 36

184 R.J. Strassmann (1993): Human psychopharmacology of LSD, dimethyltriptamine and related compounds, in: A. Pletscher, D. Ladewig (1994): 50 Years of LSD: Current Status and Perspectives of Hallucinogens – Symposium of the Swiss Academy of Medical Sciences, Lugano-Agno (Switzerland), October 21 and 22, 1993, New York, London, S. 145–174

185 F.X. Vollenweider (1993): Evidence for cortical-subcortical imbalance of sensory information processing during altered states of consciousness using positron emission tomography and [^{18}F]fluorodeoxyglucose, in: A. Pletscher, D. Ladewig (1994): 50 Years of LSD: Current Status and

Perspectives of Hallucinogens – Symposium of the Swiss Academy of Medical Sciences, Lugano-Agno (Switzerland), October 21 and 22, 1993, New York, London, S. 67–86

186 R.N. Julien (1997): Drogen und Psychopharmaka, Heidelberg, Berlin, Oxford, S. 515 ff.

187 Wu H, Zink N, Carter LP, Mehta AK, Hernandez RJ, Ticku MK, Lamb R, France CP, Coop A (2003): A tertiary alcohol analog of γ-hydroxybutyric acid as a specific γ-hydroxybutyric acid receptor ligand, in: J Pharmacol Exp Ther 305: 675-679
http://jpet.aspetjournals.org/content/305/2/675.full

Petrine Wellendorph, Signe Høg, Jeremy R. Greenwood, Anne de Lichtenberg, Birgitte Nielsen, Bente Frølund, Lotte Brehm, Rasmus P. Clausen, Hans Bräuner-Osborne: Novel Cyclic γ-Hydroxybutyrate (GHB) Analogs with High Affinity and Stereoselectivity of Binding to GHB Sites in Rat Brain, in: J Pharmacol Exp Ther October 2005 315:346-351
http://jpet.aspetjournals.org/content/315/1/346.full

188 Indranil Bhattacharya, Kathleen M. K. Boje: GHB (γ-Hydroxybutyrate) Carrier-Mediated Transport across the Blood-Brain Barrier, in: J Pharmacol Exp Ther October 2004 311:92-98
http://jpet.aspetjournals.org/content/311/1/92.full

Qi Wang, Inger M. Darling, Marilyn E. Morris: Transport of γ-Hydroxybutyrate in Rat Kidney Membrane Vesicles: Role of Monocarboxylate Transporters, in: J Pharmacol Exp Ther August 2006 318:751-761
www.ncbi.nlm.nih.gov/pmc/articles/PMC1635030/?tool=pubmed

Melanie A. Felmlee, Qi Wang, Dapeng Cui, Samuel A. Roiko und Marilyn E. Morris: Mechanistic Toxicokinetic Model for γ-Hydroxybutyric Acid: Inhibition of Active Renal Reabsorption as a Potential Therapeutic Strategy, in: AAPS J. 2010 September; 12(3): 407–416
www.ncbi.nlm.nih.gov/pmc/articles/PMC2895455/?tool=pubmed

189 W. Dean, J. Morgenthaler, S.W. Fowkes (1998): GHB – The Natural Mood Enhancer. The autoritative guide to ist responsible use, Petaluma, California, S. 92 f.

190 Leitlinien für Diagnostik und Therapie in der Neurologie; 4. überarbeitete Auflage 2008, S. 654 ff, ISBN 978-3-13- 132414-6; Georg Thieme Verlag Stuttgart; Narkolepsie
www.uni-duesseldorf.de/AWMF/ll/030-056.htm

191 F. de Feudis, B. Collier: Amino acids of brain and gamma-hydroxy-butyrate-induced depression, in: Arch Int Pharmacodyn Ther. 1970,187, S. 30-36

R. Roth: Formation and regional distribution of -hydroxybutyric acid in mammalian brain, in: Biochem Pharmacol. 1970,19, S 3013-3019

192 R.J. Strassmann (1993): Human psychopharmacology of LSD, dimethyltriptamine and related compounds, in: A. Pletscher, D. Ladewig (1994): 50 Years of LSD: Current Status and Perspectives of Hallucinogens – Symposium of the Swiss Academy of Medical Sciences, Lugano-Agno (Switzerland), October 21 and 22, 1993, New York, London, S. 145-174

193 H.G. Kress: NMDA- und Opiatrezeptor-unabhängige Wirkungen von Ketamin, in: Der Anaesthesist 1994, 43 [Suppl. 2], S. 15-24

194 Karin M. Höld, Nilantha S. Sirisoma, Tomoko Ikeda, Toshio Narahashi, John E. Casida: α-Thujone (the active component of absinthe): γ-Aminobutyric acid type A receptor modulation and metabolic detoxification, in: PNAS 2000 97 (8) 3826-3831
www.pnas.org/content/97/8/3826.full

Richard W. Olsen: Absinthe and γ-aminobutyric acid receptors, in: Proc Natl Acad Sci U S A. 2000 April 25; 97(9): 4417–4418
www.ncbi.nlm.nih.gov/pmc/articles/PMC34311/

195 Bericht von Professor Bernard Roques für den Staatssekretär für Gesundheit (Paris, 1997): Probleme durch das Gefahrenpotential von Drogen. Übersetzung aus dem Französischen (1998): Bundessprachenamt – Ref.SMII2, Hamburg, S. 40 f.

196 G. Kojda (2000): Pharmakologie/Toxikologie systematisch, Bremen, Lorch, Abschnitt 4.2.3 Das Kapitel 4,2,3 Benzodiazepine aus dem oben genannten Buch ist als Leseprobe im Internet veröffentlicht.
www-public.rz.uni-duesseldorf.de/~hafner/buchprob.html

197 Deutsche Hauptstelle gegen die Suchtgefahren (2001): Zahlen und Fakten in Kürze:
www.dhs.de/basis/zahlen.htm

Deutsche Hauptstelle gegen die Suchtgefahren (2001): Beruhigungs- und Schlafmittel: Benzodiazepine:
www.dhs.de/basis/benzodiazepine.htm

198 R.N. Julien (1997): Drogen und Psychopharmaka, Heidelberg, Berlin, Oxford, S. 204 187

199 R.N. Julien (1997): Drogen und Psychopharmaka, Heidelberg, Berlin, Oxford, S. 209 188

200 R.N. Julien (1997): Drogen und Psychopharmaka, Heidelberg, Berlin, Oxford, S. 207 ff.

201 Bericht von Professor Bernard Roques für den Staatssekretär für Gesundheit (Paris, 1997): Probleme durch das Gefahrenpotential von Drogen. Übersetzung aus dem Französischen (1998): Bundessprachenamt – Ref.SMII2, Hamburg, S. 49 f.

202 Annemieke Benschop, Manfred Rabes & Dirk J. Korf: Pill testing – ecstasy & prevention, Amsterdam 2003
www.rozenbergps.com/boek.php?item=490

203 Hans Cousto: Drug-Checking in Europa – Die Situation in verschiedenen Ländern im Vergleich. Referat von Hans Cousto, vorgetragen am Freitag, 27. September 2002 in der Friedrich-Schiller-Universität zu Jena anläßlich des 7. Internationalen Akzept-Drogenkongresse 2002 in Jena/Thüringen
www.eve-rave.net/abfahrer/download/eve-rave/dc112.pdf

204 Eve & Rave Schweiz, Eve & Rave e.V. Berlin, FASD BRR URD Fribourg: DRUGS – die Partydrogeninfo! Alles was Du schon immer über Partydrogen wissen wolltest und noch nie ehrlich beantwortet wurde, Fribourg und Solothurn 2001

205 Deutsches Rotes Kreuz: Herz-Lungen-Wiederbelebung
www.drk.de/angebote/erste-hilfe-und-rettung/erste-hilfe-online/blut-herz-kreislaufstillstand/herz-lungen- wiederbelebung.html

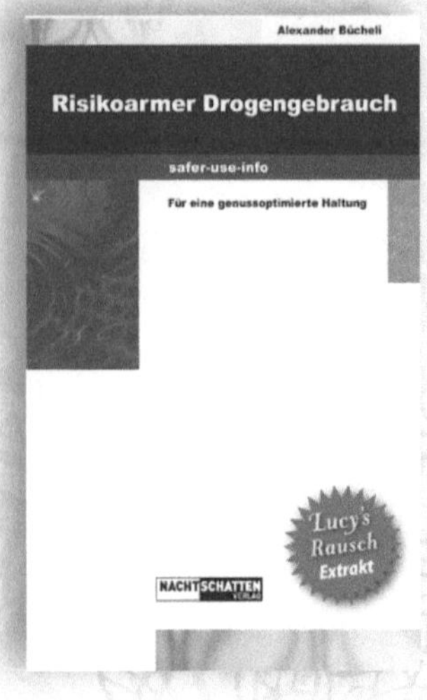

Alexander Bücheli

Risikoarmer Drogengebrauch

Für eine genussoptimierte Haltung

Der Konsum von psychoaktiven Substanzen ist Bestandteil des menschlichen Daseins. Dabei weisen Psychoaktiva ein breites Spektrum an positiven Effekten auf. Sie bereichern, schimmern farbig, machen Spass, lassen neue Perspektiven zu und können das Bewusstsein erweitern. Ein Konsum ist dabei immer auch potenziell mit Risiken verbunden. Die risikoarme Haltung, um die es in diesem Buch geht, kann bei der Planung einer individuellen Risikominderungsstrategie behilflich sein.

ISBN 978-03788-518-5
80 Seiten, Format 12,5 x 21 cm, Broschur

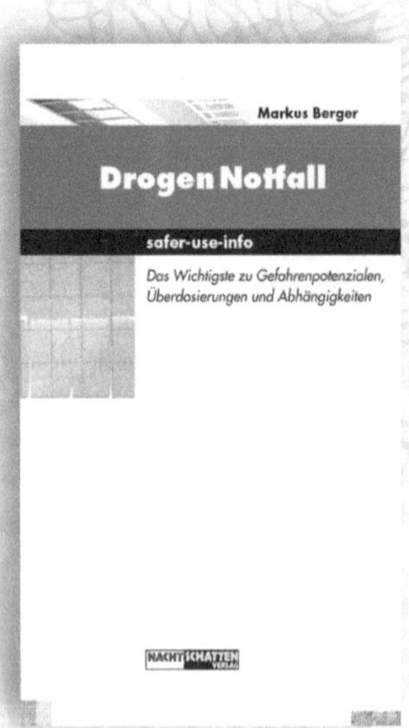

Markus Berger

Handbuch für den Drogennotfall

Das Wichtigste zu Gefahrenpotenzial, Überdosierungen und Abhängigkeiten

Die Praxis der Drogennotfälle zeigt die schockierenden Schattenseiten, die der unreflektierte Konsum von legalen wie illegalisierten Substanzen bereit hält - in psychologischer wie in pharmakologischer Hinsicht. Mit diesem Handbuch liegt ein fachlich fundiertes Werk vor, das objektiv die gebräuchlichsten psychoaktiven Drogen, deren Gefahrenpotenziale und die wichtigsten Massnahmen für den Drogennotfall beschreibt.

ISBN 978-3-03788-125-5
211 Seiten, Format 12,5 x 21 cm, Broschur

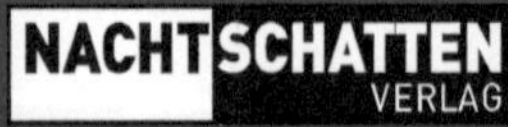